GOLDMANN
RATGEBER

Buch

Fast ein Drittel der bundesdeutschen Bevölkerung leidet heute hin und wieder oder sogar ständig an Erkrankung des rheumatischen Formenkreises und wird von Bewegungseinschränkung, Schmerzen der Gelenke, der Wirbelsäule oder der Muskeln geplagt. Ursache ist häufig eine falsche Lebens- und Ernährungsweise. Der Autor zeigt alte und neue Heilmethoden der Selbstbehandlung. Er berichtet über Kneipptherapie, Schröpfen und Selbstmassage genauso wie über das Anwendung einer Quarkauflage, das richtige Setzen von Blutegeln oder den Einsatz von Wärme und Kälte. Er beschreibt die wichtigsten rheumawirksamen Kräuter und ihre Anwendungsmöglichkeiten, nennt Teerezepte und homöopathische Mittel und vergißt auch nicht, einige Hausmittel aus Omas Erfahrungsschatz anzuführen. Jenen Patienten, die aktiv selbst etwas zu der Linderung ihrer rheumatischen Beschwerden unternehmen wollen, soll dieses Buch ein Wegweiser sein.

Autor

Manfred Backhaus ist Medizinjournalist und Heilpraktiker. Er hat eine Naturheilpraxis für Ganzheitstherapie in Mainz und eine Zweitpraxis in Seibersbach im Hunsrück.

Manfred Backhaus

Rheuma Selbsttherapien

Originalausgabe

GOLDMANN VERLAG

Made in Germany · 8/86 · 1. Auflage
Originalausgabe

Umschlaggestaltung: Design Team München
Satz: IBV Satz- und Datentechnik GmbH, Berlin
Druck: Elsnerdruck, Berlin
Verlagsnummer: 10994
Lektorat: Ursula Walther/C. R.
Herstellung: Gisela Ernst
ISBN 3-442-10994-9

Inhaltsverzeichnis

Das Therapieprogramm für zu Hause

Naturheilmittel aus der Apotheke – wirksam, aber unschädlich

Einleitung

Die gegenwärtige Lage der Rheumapatienten

Es ist noch längst nicht überall bekannt, daß Millionen von Menschen in der Bundesrepublik, nahezu ein Drittel der Bevölkerung, zumindest zeitweilig unter Rheuma leiden, das heißt von Bewegungseinschränkungen der Gelenke und Muskeln und von Schmerzen in Gelenken, Muskeln und Wirbelsäule geplagt werden. So wird mittlerweile Rheuma als »Volkskrankheit, Nummer 1« bezeichnet.

Viele dieser bedauernswerten Menschen laufen jahrelang von Arzt zu Arzt, bekommen teure und unwirksame oder nur kurzzeitig wirksame Medikamente verschrieben. Die Krankenkassen müssen Millionen von Mark für diese Behandlungen ausgeben und nicht zuletzt deswegen ständig ihre Beiträge erhöhen; die Rentenversicherungen müssen bei der infolge von Rheumaerkrankungen häufig eintretenden Frühinvalidität hilfreich einspringen.

Viele der Rheumapatienten verzweifeln nach jahrelangen Schmerzen und verlieren jegliche Freude am Leben. Manche von ihnen finden dann – schon halb verzweifelt – den Weg zum Heilpraktiker oder zum naturheilkundlich behandelnden Arzt und erhalten dort endlich Hilfe, eine Besserung ihres Leidens, eine Linderung ihrer Schmerzen. Diese Hilfe müssen sie aber oft ganz oder teilweise aus eigener Tasche bezahlen, weil viele hilfreiche naturheilkundliche Anwendungen von Ärzten und die Hilfeleistungen der Heilpraktiker von den gesetzlichen Krankenkassen nicht anerkannt werden. Lediglich einige Privatkrankenversicherungen und vereinzelte Betriebskrankenkassen sowie die Beamtenkrankenkasse und Beamtenbeihilfe kommen für solche Leistungen auf. Für diese Menschen, die alles aus eigener Tasche zahlen müssen, ist es wichtig, zu erfahren, wie sie sich zu Hause auch selbst helfen können. Aber auch jeder, der sich in naturheilkundlicher Behandlung befindet, darf sich nicht allein mit den Anwendungen des Therapeuten in dessen Praxis begnügen, sondern muß diese durch fortgesetzte häusliche Bemühungen unterstützen. Jede Heilung oder Linderung einer rheumatischen Krankheit erfordert, daß der Patient selbsttätig mithilft.

Selbst die wirksamsten und teuersten Medikamente (was keinesfalls dasselbe ist) nützen nichts, wenn der Patient in seiner gewohnten falschen Lebensweise fortfährt. Denn Rheuma ist, wie wir sehen werden, in erster Linie eine Zivilisationskrankheit, also das Ergebnis einer weit verbreiteten, aber falschen Lebens- und Ernährungsweise.

Wie man diese krankmachende Lebensweise ändern kann, was man zu Hause zur Vorbeugung und Therapie seines Rheumaleidens alles unternehmen kann, soll dieses Buch zeigen.

Was ist Rheuma?

Der Begriff »Rheuma« (bzw. Rheumatismus) kommt aus dem Griechischen und bedeutet soviel wie »fließen«. Damit wird trefflich zum Ausdruck gebracht, daß die Patienten meist unter umherwandernden, fließenden Schmerzen leiden, die sowohl von den Gelenken, von den Muskeln, den Nerven, den Venen oder den Knochen ihren Ausgang nehmen können.

Doch ist der Begriff »Rheuma« als Bezeichnung der Krankheit nicht genau genug, denn im Volksmund versteht man unter Rheuma auch häufig Schmerzen und Krankheiten, die mit Rheuma im eigentlichen Sinn nichts zu tun haben, etwa die ziehenden und vorübergehenden Schmerzen infolge von Wetterfühligkeit.

Echtes Rheuma geht jedoch nicht »von selbst« wieder vorbei. Im Gegenteil: es neigt ohne sachkundige Behandlung und ohne eine Umstellung der Lebensweise eher dazu, sich ständig zu verschlimmern. Und Rheuma ist auch längst nicht mehr eine Krankheit, die vorwiegend ältere Menschen quält, sondern in zunehmendem Maße auch Jugendliche und sogar Kinder befällt.

Unter Rheuma versteht man nicht nur eine einzige Krankheit mit immer gleichen Symptomen und einem gleichförmigen Verlauf. Das Wort »Rheuma« stellt vielmehr eine Sammelbezeichnung für annähernd 400 verschiedene schmerzhafte Erkrankungen des Bewegungsapparats, der Gelenke, der Muskeln und des Bindegewebes dar, die einen chronischen, das heißt lange Zeit andauernden Verlauf nehmen. Zum »rheumatischen Formenkreis« gehört somit nicht nur der »Gelenkrheumatismus«, sondern auch die verschiedensten Bandscheibenleiden, die Arthrosen, die Gicht, »Ischias«, um nur einige weit verbreitete Krankheiten zu nennen.

Im folgenden sollen einige der häufigsten rheumatischen Krankheiten vorgestellt werden. Dabei ist eine Unterscheidung zu machen zwischen entzündlichen und nicht-entzündlichen Krankheiten des rheumatischen Formenkreises, weil nicht jede

Therapie, die für nicht-entzündliche Prozesse angeraten ist, auch bei entzündlichen Formen angewandt werden kann.

Zu den entzündlichen Rheumaformen gehört zunächst einmal der *Akute Gelenkrheumatismus* (Polyarthritis rheumatica acuta), der manchmal auch »Rheumatisches Fieber« genannt wird. Ursache dieser Krankheit ist in vielen Fällen eine nicht ausgeheilte Mandel-, Nebenhöhlen- oder Mittelohrentzündung. Einige Zeit nach diesen Krankheiten treten dann unvermittelt Gelenkschmerzen und eine oft von Fieber begleitete Gelenkentzündung auf. Diese Krankheit befällt besonders häufig junge Menschen, auch Kinder, und ist nicht ungefährlich, weil sie zuweilen von schweren rheumatischen Herzerkrankungen begleitet sein kann.

Der *Chronische Gelenkrheumatismus* (Primär chronische Polyarthritis, rheumatoide Arthritis) kann sich aus einem nicht ausgeheilten akuten Gelenkrheumatismus entwickeln, entsteht jedoch häufiger unabhängig davon. Diese Krankheit liegt meist vor, wenn im Volksmund von »Rheuma« gesprochen wird. Sie ist oft konstitutionell bedingt, das heißt, sie kann mit den Erbanlagen innerhalb der Familie auf die Nachkommen weitergegeben werden. Das bedeutet jedoch glücklicherweise nicht, daß ein Kind rheumakranker Eltern zwangsläufig auch Arthritis bekommen wird. Die Krankheit verläuft anfangs schleichend. Lediglich ganz allgemeine Symptome wie Appetitlosigkeit, Müdigkeit, Gewichtsabnahme zeigen, daß mit dem Körper etwas nicht in Ordnung ist. Diese Symptome werden jedoch oftmals noch nicht als Warnsignale aufgefaßt, bis dann Schmerzen in den Gelenken, zuerst meist in denen der Finger und Zehen, auftreten und auf eine chronische Polyarthritis hinweisen. Da diese Krankheit keine inneren Organe befällt, beeinträchtigt sie die Lebenserwartung der betroffenen Menschen nicht. Ohne sachgemäße Behandlung wird der Patient jedoch über Jahre und Jahrzehnte hinweg von ständigen Schmerzen geplagt werden.

Mit dem chronischen Gelenkrheumatismus verwandt, doch glücklicherweise weit seltener ist die nach einem russischen Nervenarzt benannte *Bechterewsche Krankheit.* Diese Krankheit führt, wenn sie nicht rechtzeitig sachkundig behandelt wird, zu einer ständig fortschreitenden Verknöcherung und Versteifung der Wirbelsäule, die sich dabei nach vorne krümmt. Die Patienten, überwiegend Männer, können im fortgeschrittenen Stadium dieser Krankheit den vorgebeugten Oberkörper, den Kopf und den Rumpf nicht mehr bewegen und dadurch in manchen Fällen nicht einmal mehr Nahrung über den Mund zu sich nehmen.

Zum rheumatischen Formenkreis gehört auch die altbekannte *Gicht*. Diese Krankheit wurde früher einmal als Fürsten- oder Grafenkrankheit bezeichnet, weil nur die Adeligen sich die Lebensmittel leisten konnten, deren Dauergenuß die Gicht begünstigt. In Zeiten zunehmenden Wohlstands und der damit verbundenen Ernährungsumstellung, der Zunahme des Fleischgenusses und des Konsums sogenannter »veredelter« Nahrungsmittel hat die Gicht jedoch in alle Bevölkerungskreise Einzug gehalten. Grund für diese sehr schmerzhafte Erkrankung ist die Vermehrung der Harnsäure im Blut und deren unvollständige Ausscheidung. Harnsäure entsteht vor allem bei der Verdauung von Fleisch und wird normalerweise größtenteils mit dem Urin ausgeschieden. Ist dieser Ausscheidungsvorgang, etwa durch eine Funktionsstörung der Nieren, behindert, oder werden zu viele harnsäurebildende Stoffe verzehrt, vermehrt sich die Harnsäure im Blut und lagert sich in Form von spitzen Kristallen in den Gelenken ab. Diese Kristalle reizen die Gelenkhaut und führen so zu Entzündungen, die sich dann als »Gichtanfall« schmerzhaft bemerkbar machen.

Daß eine falsche Ernährungsweise hauptverantwortlich für die Gichtanfälle ist, zeigt sich auch daran, daß diese fast zwangsläufig auftreten, wenn der Patient wieder einmal »gesündigt« hat, das heißt zu viel vom scheinbar »Guten« zu sich genommen hat. Sie unterbleiben jedoch, wenn konsequent eine Diät eingehalten wird, die arm an Purinen, speziell an Harnsäure, ist. Der Abschnitt über richtige Ernährung in diesem Buch sei den Gichtkranken besonders ans Herz gelegt.

Neben den entzündlichen Gelenkerkrankungen gehören auch die sogenannten *»degenerativen (verformenden) Gelenkerkrankungen«* zum rheumatischen Formenkreis. Für sie ist eine Abnutzung und Verformung der Gelenke kennzeichnend, die nicht mit einer entzündlichen Erscheinung verbunden, jedoch nicht weniger schmerzhaft sind.

Am häufigsten tritt dabei die *Arthrose* (Arthrosis deformans) auf. Arthrosen können an jedem Gelenk auftreten, führen jedoch besonders im Bereich der Knie und der Hüften zu großen Einschränkungen der Bewegungsfreiheit. Als Ursache für die Arthrose wird in der Schulmedizin ausschließlich Abnutzung, Überbelastung und Fehlstellung der Gelenke gemacht. Dies ist zwar in vielen Fällen richtig, kann aber noch längst nicht erklären, warum manche alte Leute, die ihr Leben lang die Gelenke nicht geschont haben, keine arthrotischen Erscheinungen aufweisen, andererseits aber schon jüngere Leute, auch ohne angeborene Fehlstellung der Gelenke, von der Arthrose befallen werden. Es muß also vor allem noch eine mangelnde Versorgung der Gelenke mit Nährstoffen infolge einer Stoffwechselstörung als mögliche Ursache genannt werden. Diese wird in vielen Fällen wieder Ergebnis langjähriger Fehlernährung sein.

Wird infolge der bereits eingetretenen Einschränkung der Bewegungsfreiheit das Gelenk zu sehr »geschont«, bildet sich nicht mehr genügend Gelenkschmiere (Synovialflüssigkeit), was wiederum die ausreichende Ernährung der Gelenkknorpel in Frage stellt. Auffallend ist auch, daß Frauen dreimal so häufig wie Männer an Arthrose erkranken, so daß auch hormonelle Einflüsse bei der Entstehung der Arthrosen eine Rolle spielen dürften.

Eine immer weitere Verbreitung findet heute die *Spondylose*, die zur Veränderung an den Gelenken der Wirbelsäule und der Bandscheiben führt. Auch hier sind einerseits Abnutzung, falsche und einseitige Körperhaltung, mangelnde Ernährung der Gelenkknorpel, andererseits auch falsche Lebensweise dafür verantwortlich zu machen. Durch eine Verschmälerung der Bandscheiben, die ja einen »Puffer« zwischen den Wirbeln bilden sollen, werden die an der Wirbelsäule austretenden Nerven gequetscht, und es kommt dabei zu Schmerzen, die sich über den gesamten Körper ausbreiten können. Bei der Spondylose sind im Gegensatz zur Arthrose die Männer mit »deutlichem Vorsprung« die Hauptleidtragenden. Sie werden achtmal so häufig von dem Leiden befallen wie die Frauen.

Schließlich bleibt noch der *Weichteilrheumatismus* zu erwähnen. Diese Bezeichnung stellt wiederum einen Sammelbegriff für eine Reihe von rheumatischen Veränderungen am Bindegewebe der Unterhaut, an den Muskeln, den Sehnen und den Schleimbeuteln dar. Zu dieser Gruppe rheumatischer Erkrankungen rechnet man unter anderem die Sehnenscheidentzündung, die Schleimbeutelentzündung, die Nervenentzündung und den sogenannten »Tennisellenbogen«.

Von diesen Erkrankungen sind, wie in der Einleitung aufgeführt wurde, mehrere Millionen von Menschen in der Bundesrepublik und den anderen Industrieländern betroffen. Die meisten dieser bedauernswerten Menschen suchen verzweifelt Hilfe bei den Ärzten und greifen nach den schmerzlindernden Präparaten, die ihnen diese häufig verschreiben. Daß mit diesen Medikamenten häufig keine Heilung, sondern allenfalls eine kurzfristige Schmerzlinderung erreicht werden kann, sich die Patienten jedoch häufig neue Erkrankungen und eine Verschlimmerung ihres »Rheumas« durch die in den chemisch hergestellten Medikamenten enthaltenen Gifte zuziehen, ist noch sehr wenig bekannt.

Die Gefahren bei der Anwendung chemischer Rheumamittel

Um eine Krankheit wirksam bekämpfen zu können, muß man deren Ursachen kennen. So einleuchtend dieser Satz auch klingt, so wenig wird er doch im allgemeinen in der ärztlichen Praxis beachtet. Der in der Schulmedizin an der Universität ausgebildete Arzt wird sich meist mit der Auskunft begnügen, daß man über die Entstehung des Rheumas leider nichts wisse. Allenfalls führt er die Erkrankung auf Vererbung, vielleicht auch auf bestimmte Bakterien oder auf Unterkühlung zurück, falls es sich um eine entzündliche Form des Rheumas handelt. Bei den degenerativen Formen spricht der Schulmediziner lediglich von Abnutzung, Überbelastung und Fehlbelastung des jeweiligen Gelenks, nie jedoch von einer Erkrankung des gesamten Körpersystems.

Da ein so ausgebildeter Arzt, vor allem wenn es sich um einen spezialisierten Orthopäden oder Chirurgen handelt, Rheuma nur als eine Gelenkerkrankung ansieht, wird er in der Regel auch nur das schmerzende Gelenk zu behandeln suchen, vielleicht sogar mit denselben Mitteln, mit denen er unfallbedingte Gelenkschmerzen behandelt. Er wird Reizstrombehandlung einsetzen, er wird vielleicht sogar zur Operation raten, und er wird versuchen, durch chemische Präparate den Schmerz zu beseitigen. Dies gelingt vielleicht auch kurzzeitig, eine Heilung der Krankheit erfolgt jedoch dadurch nicht. Diese schreitet unterdessen unbemerkt voran, und nach Nachlassen der Schmerzmittelwirkung sind die alten Beschwerden wieder in vollem Umfang da.

Woher kommt diese weite Verbreitung solch unzulänglicher Therapien? Sicher ist nicht eine böse Absicht des behandelnden Arztes daran schuld. Ein Grund dafür ist der »chronische Zeitmangel«, der in vielen Arztpraxen herrscht; Ärzte, die bestrebt sind, möglichst viele Patienten durch ihre Sprechstundenräume zu schleusen. Dadurch sehen sich die Ärzte oft außerstande, sich genügend Zeit für ein ausführliches Gespräch mit dem Patienten und für eingehende Untersuchungen zu nehmen.

Ein weiterer Grund ist in der Spezialisierung der Ärzte auf bestimmte Körperbereiche zu sehen, wodurch aus dem Blickwinkel gerät, daß die meisten Krankheiten solche des ganzen Körpers und nicht nur einzelner Körperteile sind. So bleiben oft die tieferliegenden und auch länger zurückliegenden Ursachen der rheumatischen Beschwerden unerkannt, zumal diese zuweilen von ganz anderen Körperregionen ihren Ausgang nehmen.

Wichtiger für die Erklärung vieler Fehlbehandlungen scheint mir jedoch zu sein, daß sich die Ärzte häufig eine grundsätzlich falsche Sicht über das Wesen verschiedener Krankheiten erworben haben: In unserem von der Technik beherrschten Zeitalter wird der Körper von den Ärzten – und auch von vielen Patienten – als eine Art Maschine angesehen, die Arztpraxis dementsprechend als eine Reparaturwerkstatt. Volkstümliche Vergleiche von Körper und Maschine, z. B. der zwischen Herz und Motor, tragen zu diesen Vorstellungen ebenso bei wie die von den Medien hochgejubelten Erfolge der Transplantationschirurgen. So träumen viele technikgläubige Mediziner bereits von einer Zeit, in der jedes Organ des menschlichen Körpers durch ein »Ersatzteil« austauschbar ist. Es gibt jedoch einen wichtigen Unterschied zwischen dem menschlichen Körper und einer Maschine: Bei einem kaputten Auto etwa hat die jeweilige Störung immer eine ganz bestimmte Ursache an einer ganz bestimmten Stelle. Behebt man diese Störung durch die Reparatur des beschädigten Teils oder durch das Einsetzen eines Ersatzteils, so läuft das Auto wieder. Der Mensch stellt jedoch einen viel komplizierteren Organismus dar, bei dem kein Teil nur für sich da ist, sondern immer untrennbar mit den anderen Teilen verbunden ist. So tritt auch eine Krankheit selten nur an einer Stelle des Körpers auf, sondern hat fast immer ihre Ursachen im gesamten körperlichen Geschehen.

Dies hat die Naturheilkunde schon längst erkannt. Doch viele in der Schulmedizin ausgebildete Ärzte leugnen diese Einsichten und »doktern« weiterhin an Symptomen herum, ohne nach deren Verbindung mit dem gesamten körperlichen Geschehen zu fragen. So werden beispielsweise Schmerzen mit Schmerzmittel betäubt, ohne daß gefragt wird, was der Körper durch diesen

Schmerz eigentlich zum Ausdruck bringen will. Fieber wird rigoros durch stark fiebersenkende chemische Mittel bekämpft und so dem Körper ein wichtiges Mittel zur Selbstheilung genommen.

Wenn diese chemischen Mittel nichts nützen, raten die Ärzte dann häufig zur Operation und setzen, wie es bei der Hüftarthrose häufig geschieht, »Ersatzteile«, nämlich künstliche Gelenke, ein. Diese halten jedoch allenfalls zehn Jahre, dann müssen sie durch neue Ersatzgelenke ersetzt werden. Sind auch die zweiten künstlichen Gelenke abgenutzt, ist der Knochen schon so brüchig geworden, daß nicht nochmals neue Kunstgelenke an ihm befestigt werden können, ähnlich wie bei einem Auto auch keine Befestigungsschrauben an einer durchgerosteten Fläche mehr Halt finden. Das Auto landet folgerichtig auf dem Schrottplatz. Was aber geschieht mit dem Menschen?

Die Folge davon, daß in der ärztlichen Praxis oft an Symptomen herumkuriert wird, statt daß man die Ursache herauszufinden sucht, ist eine Überschwemmung des Arzneimittelmarktes mit Rheumamitteln und Schmerzmitteln, die lediglich den Herstellern nutzen, jedoch nicht den Patienten. Diese werden im Gegenteil oft noch geschädigt.

Schon in meinem 1981 erschienenen Buch »Rheuma – Naturheilverfahren besiegen die Volkskrankheit Nr. 1« habe ich eindringlich und in aller Deutlichkeit vor den Gefahren dieser chemischen Schmerz- und Rheumamittel gewarnt. Leider haben die im Vergleich zu manch anderen Ländern (etwa der USA) im allgemeinen viel zu großzügigen deutschen Behörden erst 1984 mehr als 200 Rheumamittel wegen zu großer Gesundheitsgefährdung verboten oder ihren Gebrauch auf ganz wenige Notfälle beschränkt. Diese Mittel haben die Gifte Phenylbutazon und Oxyphenbutazon enthalten, die zu schwerwiegenden Störungen im Magen-Darm-Trakt, bei der Blutbildung und zu allergischen Reaktionen mit zum Teil tödlichem Ausgang geführt haben.

Das heißt aber noch lange nicht, daß die noch im Handel befindlichen Präparate samt und sonders harmlose Mittelchen sind. Denn auch die aus dem Verkehr gezogenen Medikamente waren jahrelang unbehelligt auf dem Markt, bis sich das Bundesgesundheitsamt nach zahlreichen durch diese Arzneimittel verursachten Todesfällen endlich zu Verboten entschließen konnte. Zum anderen enthalten nahezu alle chemischen Rheumamittel Gifte in so hohen Dosen, daß ernsthafte Nebenwirkungen nicht ausgeschlossen werden können. Man lese nur einmal, was in den Beipackzetteln der Medikamente an gefährlichen Nebenwirkungen aufgeführt ist. Unter dem Abschnitt »Kontraindikationen« werden fast überall Krankheiten aufgezählt, bei deren Vorhandensein das Medikament auf keinen Fall eingenommen werden soll. Welcher Arzt nimmt sich aber Zeit, die Rheumapatienten zu befragen oder daraufhin zu untersuchen, ob sie nicht auch an einer dieser Krankheiten oder Störungen leiden?

Außerdem ist ein Gift, das bei bestimmten Krankheiten schwerwiegende Folgen haben kann, sicherlich auch für einen gesunden Körper nicht ganz ungefährlich. Da eine Vergiftung des Körpers oft auch Ursache rheumatischer Erkrankungen ist, sind solche chemischen »Giftbomben« für den Rheumakranken oft doppelt gefährlich. Doch darüber erfolgt selten eine Aufklärung durch den Arzt, der das betreffende Medikament verschreibt.

In besonderem Maße gefährlich ist das Nebennierenrindenhormon »Cortison«, das künstlich produziert wird und in einer ganzen Reihe von Rheuma- und Schmerzmitteln enthalten ist. Cortison kann in einem bestimmten Fall eine segensreiche Wirkung entfalten, nämlich dann, wenn ein plötzlicher allergischer Schock das Leben bedroht. Als Dauermittel gegen eine chronische Krankheit ist Cortison aber nicht nur nutzlos, sondern äußerst schädlich. Es vermag zwar kurzfristig Schmerzen zu lindern, diese treten jedoch sofort nach Absetzung des Mittels in gleichem oder verstärktem Maße wieder auf. Wird das Mittel nun über längere Zeit hinweg eingenommen, kommt es fast unweigerlich zu Ödemen, das heißt zu Aufschwemmungen der Haut, einschließlich des Gesichts. Bluthochdruck, Magengeschwüre, Störungen der Sexualfunktion, Erhöhung des Augendrucks und des Thromboserisikos, Muskelschwäche, ja eine Schwächung des gesamten körperlichen Abwehrsystems sind weitere Folgen. Eine nur vorübergehende Schmerzlinderung muß der Patient, der cortisonhaltige Präparate einnimmt, also mit einem aufgeschwemmten Körper, mit einem Risiko, andere Krankheiten zu bekommen, mit erhöhter Lebensgefahr durch Thrombosen, ja sogar mit einer ungünstigen Veränderung der gesamten Psyche bezahlen. Diese Wirkungen sind auch allen Ärzten bekannt.

Auf einem Kongreß der Fachärzte für innere Medizin in Wiesbaden 1983 gaben namhafte Vertreter des Ärztestandes, darunter zahlreiche Professoren zu, daß Cortison als Rheumamittel nicht nur nutzlos ist, sondern sogar dazu beiträgt, daß der geschädigte Gelenkknorpel weiter zerstört wird, daß sich also die Krankheit verschlimmert, gegen die das Cortison angeblich helfen soll.

Jeder Patient, der an einen Arzt gerät, der solche Medikamente leichtfertig verschreibt, sollte sich überlegen, ob er dort gut aufgehoben ist.

Es ist nun aber nicht damit getan, sich einfach ein anderes nicht-cortisonhaltiges Präparat verschreiben zu lassen, denn auch bei diesen lauern oft ähnliche Gefahren. Zum Beispiel können manche salizylhaltigen Präparate so auf den Magen schlagen, daß sie Erbrechen und oft auch Magengeschwüre hervorrufen. Auch asthmatische Erkrankungen als Folge von salizylhaltigen Medikamenten sind bekanntgeworden, und die Leber, die in unserer »umweltverschmutzten« Zeit immer mehr zum Müllplatz für alle möglichen chemischen Gifte wird, kann auch ernsthaft geschädigt werden. Dennoch handelt es sich dabei häufig um vergleichsweise »harmlose« Präparate, wenn man an die vielen neuen Rheumamittel denkt, die in den letzten Jahren oft mit großem Werbeaufwand auf den deutschen Markt kamen und dann wegen ihrer verheerenden Nebenwirkungen bald wieder verboten werden mußten.

Der von Kurt Langbein, Hans-Peter Martin und Hans Weiss herausgegebene kritische Arzneimittelratgeber »Bittere Pillen«, der auf dem Schreibtisch eines jeden verantwortungsvollen Arztes neben dem Rezeptblock liegen sollte, vermerkt, daß seit Anfang der siebziger Jahre mehr als 30 neue Antirheumatika auf den Markt gebracht wurden. Dabei sei immer wieder von den Herstellern ein »Durchbruch in der Rheumatherapie« versprochen worden. Weiter ist in dem Ratgeber zu lesen: »Die Hoffnungen haben sich bislang nicht erfüllt. Auch in der ansonsten so fortschrittsgläubigen ›Münchner Medizinischen Wochenschrift‹ wird festgestellt, daß ein gut wirksames Antirheumatikum mit vergleichsweise wenigen und verträglichen Nebenwirkungen weiterhin ein Wunschtraum bleibt.«

Die Flut immer neuer Rheumamittel wird von den Autoren des erwähnten Ratgebers auch mit den hohen Verdienstmöglichkeiten für die Arzneimittelhersteller in Verbindung gebracht. So erfahren wir, daß ein Kilogramm des in vielen Rheumamitteln enthaltenen Wirkstoffes Indometacin beim Einkauf in Italien 96,– DM kosten, daß das Mittel in Tablettenform jedoch in Deutschland zu einem Kilopreis von 23 373,– DM verkauft wird.

Im Laufe der Zeit wurden immer wieder neue Rheumamittel auf den Markt gebracht, die bald darauf schlimmste Nebenwirkungen zeigten. Aus der Liste der von den Autoren von »Bittere Pillen« aufgezeigten Arzneimittelskandalen möchte ich nur eine Auswahl wiedergeben: Das Mittel *Coxigon* wurde am 1. 2. 1981 auf den Markt gebracht und mußte im August 1982 zurückgerufen werden, nachdem es mit vielen Todesfällen in Verbindung gebracht wurde. Das Antirheumatikum *Comax* wurde ebenfalls 1981 vorgestellt und mußte 1983 nach dem Auftreten schwerer allergischer Reaktionen und mehrerer Todesfälle vom Hersteller zurückgezogen werden. Die Medikamente *Osmogit* und *Amuno Gits* waren nur ein halbes Jahr im Handel, dann wurden Fälle von Darmdurchbrüchen und Todesfälle im Zusammenhang mit der Einnahme dieser Mittel bekannt. Das Mittel *Flosin* wurde als ein Mittel der »überlegenen Verträglichkeit« in Deutschland eingeführt. 1984 mußte das Bundesgesundheitsamt einen Vertriebsstop erlassen, da in den USA festgestellt wurde, daß ein Krebsrisiko infolge der Einnahme nicht ausgeschlossen werden kann.

Die Präparate *Tanderil* und *Butazolidin* enthielten den schon erwähnten Wirkstoff »Phenylbutazon«. Im November 1983 fand der schwedische Kinderneurologe Dr. Olle Hansson heraus, daß der Hersteller mehr als 1000 Todesfälle verheimlicht hatte, die möglicherweise in Zusammenhang mit der Anwendung der Mittel standen. Der Schweizer Konzern konnte nicht einmal ausschließen, daß die beiden Medikamente sogar 100000 (in Worten Einhunderttausend) Todesopfer gefordert haben könnte.

Auch bei den neueren Rheumamitteln *Felden, Pacyl, Surgam, Imadyl* sind schwerwiegende Nebenwirkungen zu vermuten, die natürlich, wie bei allen anderen Präparaten, desto eher auftreten, je länger und höher dosiert sie eingenommen werden. (Alle Informationen über diese Mittel sind dem Buch »Bittere Pillen« entnommen.)

Auch die Arzneimittel, die zur »Basistherapie«, also zur Einnahme über längere Zeit hinweg empfohlen werden, sind nicht unbedingt harmlos. So wird dem als Malariamittel häufig gebrauchten und als Rheumabasismedikament verschriebenen Resochin nachgesagt, daß es Magen-Darmstörungen, Sehstörungen und Nervenschäden bewirken kann. Auch in manchen Goldpräparaten ist das Gold so stark konzentriert vorhanden, daß Magen- und Darmveränderungen, Leberveränderungen und Schädigungen des Blutbilds nicht ausgeschlossen werden können.

Um dieses Horrorkapitel mit einer ganz aktuellen Information abzuschließen, möchte ich eine Meldung der Deutschen Presse-Agentur wiedergeben, die mir im Oktober 1985 auf den Schreibtisch geflattert ist:

»In einem ›Rote-Hand-Brief‹ informierte das Pharmaunternehmen Adenylchemie in Berlin Ärzte über schwere Hautveränderungen und vier Todesfälle im Zusammenhang mit der Einnahme des Rheumamittels Pacyl. Das Präparat ist in Frankreich wegen teilweiser sehr schädlicher Nebenwirkungen auf die Haut und ›einiger Todesfälle unter Frauen‹ verboten worden.«

Diese Auswahl der von der Pharmaindustrie teuer angebotenen und von Ärzten bereitwillig verschriebenen »Tatwerkzeuge« mag genügen. Gewiß sollte man keinem Arzt absichtliche Körperverletzung vorwerfen, ihm sogar glauben, daß er gemäß dem hippokratischen Eid, den er einst geschworen hat, dem Patienten wirklich helfen möchte. Und viele Ärzte kümmern sich auch in aufopfernder Weise um ihre Patienten. Doch mangelnde Zeit, mangelnde Informationen und der Glaube an das »Reparaturbetriebsdenken« der Schulmedizin und an die Werbeversprechen der Arzneimittelindustrie führen dazu, daß aus der vermeintlichen Hilfe oftmals eine Gesundheitsschädigung wird.

Da viele Menschen nicht nur die schädlichen Anti-Rheuma-Mittel einnehmen, sondern zusätzlich noch andere Schmerzmittel, Schlaf- und Beruhigungsmittel, Glückspillen und Genußgifte sowie weitere Arzneimittel zur Behebung der schädlichen Nebenwirkungen der anderen Mittel, kommt es häufig zu weitreichenden Vergiftungen des gesamten Organismus. Da Rheuma sowieso häufig ein Ausdruck eines Vergiftungszustands im Körper ist, treibt man wirklich nur den Teufel mit dem Beelzebub aus, wenn man weitere Gifte zur Rheumabekämpfung einnimmt.

Gibt es aber einen Ausweg aus dem Teufelskreis »Vergiftung – Krankheit infolge dieser Vergiftung – neue Vergiftung durch Medikamente – neue Krankheiten?« Diese Frage kann bejaht werden. Den Weg weist uns die Naturheilkunde mit ihren vielfachen stationären, ambulanten und auch häuslichen Behandlungsmöglichkeiten.

Die Möglichkeiten der naturheilkundlichen Rheumatherapie in Klinik und ambulanter Praxis

Grundzüge der naturheilkundlichen Rheumatherapie

Kennzeichnend für jede naturheilkundliche Therapie ist es, daß der menschliche Körper als eine Ganzheit betrachtet wird und nicht als eine Ansammlung einzelner Körperteile. So wird auch niemand vollständig geheilt werden können, wenn man nur *eine* schmerzende Körperstelle behandelt oder nur einzelne Symptome zum Verschwinden bringt. Dieser Grundsatz gilt in besonderem Maße für die Krankheiten des rheumatischen Formenkreises.

Es kann somit bei der Rheumatherapie nicht darauf ankommen, daß man das schmerzende Gelenk in dicke Packungen hüllt, es monatelang mit Heilsalben einreibt, bestrahlt oder gar operiert. Solche lokalen (örtlichen) Behandlungsmethoden können allenfalls vorübergehend Schmerzen lindern, nie aber die Krankheit wirklich zum Verschwinden bringen.

Eine Heilung ist nur dann möglich, wenn die Krankheit von Grund auf, sozusagen von der Wurzel aus, geheilt wird, wenn alle krankheitsauslösenden körperlichen und seelischen Ursachen ausgeschaltet werden.

Um diese herauszufinden, bedarf es oft geduldiger »Detektivarbeit« des Therapeuten. Wenn Sie in die Praxis eines Naturheilkundlers kommen, wird er Sie dann zunächst zu einem ausführlichen Gespräch, dem sogenannten *Anamnesegespräch* bitten. Dort sollen Sie Auskunft geben über alle Krankheiten und körperlichen Störungen, die Sie in Ihrem Leben durchgemacht haben oder noch verspüren. Zu einem solchen ausführlichen Gespräch ist in den heutigen Massenabfertigungspraxen der meisten Ärzte keine Zeit mehr. Der Landarzt früherer Tage kannte unter Umständen seine Patienten noch von Geburt an. Er kannte ihre ganze Krankengeschichte, ihre Umgebung und konnte aus dieser Kenntnis heraus manchmal bessere Diagnosen stellen als der mit modernen Maschinen ausgerüstete Arzt in der heutigen modernen Praxis, dem die Zeit fehlt und für den der Patient nur eine »Karteikarte« darstellen kann. Es genügt bei dem Gespräch daher nicht, einige schwere Krankheiten anzuführen, denn oft sind es gerade die leichten Störungen und Verletzungen, die die neu aufgetretene Erkrankung, deretwegen man heute zum Arzt gegangen ist, hervorgerufen haben. Wie wichtig so ein Anamnesegespräch sein kann, soll ein Fall aus meiner Praxis zeigen, den ich Ihnen als Beispiel schildern möchte.

Ein Fallbeispiel:

Jürgen Schöller (42) war Schreiner und hatte eine eigene Werkstatt. Er war zeit seines Lebens noch nie ernsthaft krank gewesen, doch seit nunmehr 1 1/2 Jahren plagten ihn unerträgliche Schmerzen im rechten Schultergelenk.

Bestrahlungen, Massagen, Fangopackungen und andere elektro-physikalische Therapien seines Hausarztes hatten bisher keinen Erfolg gebracht. Jürgen Schöller war verzweifelt, denn die Schmerzen waren manchmal so stark, daß er nicht einmal mehr ein Werkzeug halten konnte. Er bekam Existenzangst, denn es sah ganz so aus, als ob ihm diese Schulterschmerzen eine Weiterarbeit in seinem Beruf unmöglich machen würden.

Zu dieser Zeit hörte Herr Schöller durch einen Freund von meiner Praxis und kam schließlich zur Untersuchung.

Beim ersten Gespräch fragte ich Herrn Schöller, ob er sich daran erinnern könne, wann und wie diese Beschwerden angefangen hätten. Herr Schöller überlegte eine Zeitlang, dann erzählte er:

»Das war im Spätherbst gewesen. Es war sehr naßkalt draußen, und wir hatten noch einige Außenarbeiten zu erledigen. Zu dieser Zeit holte ich mir eine kräftige Grippe mit Husten, Schnupfen und allem, was dazu gehört. Aber, Sie wissen ja, wie das so geht als Selbständiger, ich konnte mich natürlich nicht ins Bett legen, sondern nahm starke Tabletten ein, um die Beschwerden zu lindern und weiterarbeiten zu können. Nach ein paar Tagen ging es mir dann auch schon besser. Aber schon wenige Tage nach dieser Grippe fing auf einmal mein rechtes Schultergelenk an, weh zu tun. Ich dachte zuerst, daß ich das Gelenk überbeansprucht hätte oder daß ich einen Zug bekommen hätte, denn schließlich war es ja naßkalt draußen gewesen. Doch als die Schmerzen nach einigen Wochen immer noch nicht weg waren, beschloß ich, zum Arzt zu gehen. Leider wurde mir da auch nicht geholfen. Inzwischen sind die Schmerzen nun schon so schlimm, daß ich kaum noch arbeiten kann.«

»So wie Sie mir das jetzt erzählen, Herr Schöller«, erklärte ich meinem Patienten, »kann es durchaus sein, daß Ihre rheumatischen Schmerzen im Schultergelenk durch die Grippe verursacht wurden. Sie haben ja Ihre grippale Infektion nicht richtig auskuriert, sondern durch chemische Arzneimittel nur unterdrückt. Auf diese Weise konnte Ihr Körper sich von den durch die Grippe hervorgerufenen Giftstoffen nicht auf natürliche Weise befreien. In der Naturheilkunde gehen wir davon aus, daß diese sogenannten Restgifte nach gewisser Zeit andere Krankheiten im Körper erzeugen können, sehr häufig zum Beispiel eben rheumatische Gelenkschmerzen.«

Ich beschloß daher, Herrn Schöller mit der Nosoden-Therapie (siehe Seite 31) zu behandeln. Herr Schöller bekam daraufhin entsprechende Spritzen und auch Medikamente für zu Hause. Ich machte Herrn Schöller darauf aufmerksam, daß möglicherweise aufgrund dieser Entgiftungstherapie ein akuter Grippeschub auftreten könnte.

Und so kam es tatsächlich. Schon eine Woche nach den ersten Behandlungen spürte Herr Schöller plötzlich Halsschmerzen, die Nase begann zu laufen, und er bekam einen kräftigen Husten mit gelb-schleimigem Auswurf. Ich sagte Herrn Schöller, daß er jetzt unbedingt im Bett bleiben müsse und wir die Therapie bei ihm zu Hause fortführen würden. Herr Schöller war natürlich anfangs von diesem Vorschlag nicht sehr begeistert, doch konnte ich ihn davon überzeugen, daß diese Grippe-Reaktion nur eine gewünschte Entgiftungsmaßnahme seines Körpers sei. Herr Schöller blieb daraufhin tatsächlich im Bett. Das war nur gut so, denn die Symptome seiner grippalen Infektion verstärkten sich zusehends und wurden noch begleitet von Fieber und Schüttelfrost.

Trotzdem setzte ich die Behandlung mit den Nosoden-Präparaten weiter fort. Nach drei Wochen und insgesamt sechs Behandlungen begann es Herrn Schöller merklich besser zu gehen. Die grippalen Erscheinungen ließen nach und gleichzeitig verspürte er auch – zu seinem allergrößten Erstaunen –, daß die Schmerzen seiner Schulter verschwunden waren. Nach weiteren zwei Wochen war Herr Schöller wieder voll einsatzfähig, hatte keinerlei Schmerzen mehr in der Schulter – und das, obwohl die Schulter selbst nie behandelt worden war.

Dieses Beispiel soll Ihnen verdeutlichen, daß Rheuma nicht unbedingt immer nur Rheuma sein muß. Auch Rheuma hat seine Ursachen, und die stecken nicht selten in früheren Erkrankungen, z. B. in nicht auskurierten Infekten. Denken Sie also bei dem Gespräch mit Ihrem Therapeuten daran, daß für Sie das Sprichwort umgekehrt gilt: Schweigen ist Silber und reden ist Gold!

Nur wenn Ihr Therapeut alle vorherigen Erkrankungen kennt, kann er herausfinden, ob sie möglicherweise mit Ihren heutigen Beschwerden im Zusammenhang stehen.

Die Diagnose-Instrumente des Naturheilkundlers

Neben dem ausführlichen Anamnesegspräch steht dem Naturheilkundler eine ganze Reihe weiterer Möglichkeiten zur Diagnostik zur Verfügung:

Wenn Sie bislang nur schulmedizinisch ausgebildete Ärzte konsultiert haben und in die Praxis eines naturheilkundlich geschulten Therapeuten kommen, dürfen Sie sich nicht wundern, daß der Therapeut nicht nur für Ihre schmerzenden Körperstellen Interesse zeigt, sondern auch für ganz andere Bereiche, z. B. für die Haut, die Zunge, die Augen.

Der Naturheilkundler weiß, daß bestimmte Punkte an der Haut durch Nervenbahnen mit Organen in Verbindung stehen, die ganz woanders liegen. Diese Erkenntnis ist Grundlage der Akupunktur und Akupressur, die Krankheiten und Schmerzen beseitigen können.

Bei der Diagnose einer Krankheit versucht der Therapeut kleine Knötchen im Bindegewebe der Haut zu ertasten. Diese nennt er *Gelosen.* Sie weisen, je nachdem wo sie anzutreffen sind, auf Krankheiten und Störungen an den Organen hin, mit denen die betreffenden Hautpartien in Verbindung stehen. Auf diese Weise können manchmal sogar beginnende Krankheiten entdeckt werden, die noch gar keine Beschwerden verursachen.

Auch aus der Betrachtung der *Gesichtshaut* kann ein erfahrener Naturheilkundler wichtige Schlüsse über Krankheiten ziehen. Eine weißliche oder gar graue Haut kann ein Hinweis auf Giftstoffe im Körper sein, eine rote oder bläuliche Färbung des Gesichts weist auf Alkoholmißbrauch oder das Vorhandensein von Gärungsgiften aus der unvollständigen Verdauung von Obst und Gemüse hin. Eine gelbliche Färbung der Gesichtshaut zeigt unter Umständen eine Überbelastung der Leber an, bräunliche Verfärbungen weisen wieder auf nicht ausgeschiedene Giftstoffe hin. Auch aus der Spannkraft der Haut kann der Therapeut Schlüsse ziehen.

Natürlich geben solche Beobachtungen nur grobe Hinweise und können nur von einem erfahrenen Therapeuten richtig gedeutet werden. Warnen möchte ich vor einer ständigen Selbstbeobachtung auf eventuell sichtbare Krankheitszeichen. Dies kann leicht zu Ängsten und einem Zurückgeworfensein auf sich selbst führen, was wiederum krankmachende seelische Verfassungen hervorrufen kann.

Auch aus der *Körperhaltung* und der Form Ihres Bauches kann man Schlüsse – z. B. auf die Funktion des Darmes – ziehen. Dies ist wichtig, da ein gesunder Darm Voraussetzung ist für einen gesunden Körper. Gerade auch rheumatische Krankheiten sind oft mit inneren Vergiftungen als Folge einer eingeschränkten Darmtätigkeit verbunden.

Wenn der Naturheilkundler Ihre *Zunge* ausführlich betrachtet, will er nicht nur, wie mancher andere Arzt, Entzündungen im Hals- und Rachenraum untersuchen, sondern er weiß, daß die Zunge ein Anzeiger für die Zustände im Verdauungsapparat darstellt. Aus der Betrachtung des Zungenbelags kann er Hinweise für Störungen von Magen, Darm, Bauchspeicheldrüse und Leber erhalten.

Die Augen wurden seit alter Zeit von den Dichtern als Spiegel der Seele angesehen. Sie stellen jedoch auch eine Art Projektionsleinwand oder eine Landkarte für das gesamte körperliche Geschehen dar. Mit Hilfe eines Vergrößerungsgeräts untersucht der Therapeut die Regenbogenhaut Ihres Auges. Daraus kann er eine ganze Menge über den Zustand Ihrer inneren Organe erkennen. Das hat beileibe nichts mit Hexerei zu tun. Er weiß nur, daß die Organe unseres Körpers auf bestimmten Stellen der *Iris* Zeichen und Spuren hinterlassen. Die Iris läßt sich wie eine Landkarte in einzelne Felder unterteilen, und jedem Feld entspricht ein bestimmtes Organ. Ist dieses geschädigt, hinterläßt es in der Regenbogenhaut bestimmte Spuren, die der erfahrene Diagnostiker deuten kann. Die Iris-Diagnose erfordert viel Übung. Einem Ungeschulten erscheint die Regenbogenhaut sehr ungegliedert und ungeordnet, und es ist ja nicht leicht, in einer uneinheitlichen Landschaft Veränderungen festzustellen.

Zur Diagnose verwendet der Naturheilkundler auch Meßgeräte, die die elektrischen Ströme an den einzelnen Organen, an der Haut oder an den Zähnen messen. Sind die Meßwerte erhöht, liegt zum Beispiel eine Entzündung vor; sind sie sehr niedrig, muß man an eine Funktionsstörung des Organs denken. Besonders unbekannte Herde an Zähnen, die Krankheiten, vor allem auch Rheuma auslösen, kann man mit solchen Meßverfahren erkennen.

Mit Hilfe dieser Diagnoseverfahren gelingt es dem Naturheilkundler, Ihrer Krankheit und deren Entstehung auf die Spur zu kommen. Danach kann die Therapie einsetzen.

Obwohl dieses Buch Sie vor allem über die häuslichen Möglichkeiten der Rheumabehandlung informieren soll, lohnt es sich doch, auch einen Blick auf die Behandlungsmethoden zu richten, die dem Naturheilkundler in seiner Praxis zur Verfügung stehen.

In meinem Buch »Rheuma – Naturheilverfahren besiegen die Volkskrankheit Nr. 1« habe ich schon ausführlich über diese Behandlungsmethoden berichtet. Trotzdem möchte ich auch hier noch einmal kurz darauf zu sprechen kommen, denn es wird selten gelingen, allein mit häuslicher Therapie eine Erkrankung zu heilen. Zumindest am Anfang ist es unumgänglich, daß Sie einen Therapeuten in seiner Praxis aufsuchen, der die Diagnose stellt und gemeinsam mit Ihnen die Möglichkeiten der Behandlung bespricht.

Ich möchte Ihnen im folgenden ein paar Verfahren der naturheilkundlichen Rheumatherapie vorstellen. Sie sollen Ihnen nicht nur etwa vorhandene Ängste vor dem Besuch einer Naturheilkunde-Praxis nehmen, sondern Ihnen auch zeigen, welche Zusammenhänge zwischen dem Auftreten der Krankheit und den Heilungsmöglichkeiten bestehen. Dadurch sind auch die Möglichkeiten der Selbstbehandlung im Hauptteil dieses Buches leichter nachzuvollziehen.

Die Beseitigung der Restgifte durch die Nosoden-Therapie

Wenn sich der Verdacht erhärtet hat, daß die Rheumakrankheit Folge einer nicht richtig ausgeheilten früheren Erkrankung ist, sollte man mit der *Nosoden-Therapie* behandeln.

Unter einer Nosode versteht man eine Lösung, die Krankheitserreger in stark verdünnter Form enthält. Ähnlich wie bei der bekannten Schutzimpfung wird nun der Körper mit diesen Erregern infiziert. Doch es besteht ein wesentlicher Unterschied zur Impfung: Die Nosoden-Therapie wird nicht als Vorbeugungsmittel eingesetzt, sondern als Heilmittel, wenn die Krankheit bereits aufgetreten ist. Auch sind die Krankheitserreger in den Nosoden weit weniger konzentriert als im herkömmlichen Impfstoff. Sie können deshalb im Gegensatz zu den Impfstoffen auch niemals eine Krankheit auslösen oder auch nur Nebenwirkungen hervorbringen. Ihre Wirkung besteht ausschließlich darin, daß körpereigene Abwehrkräfte angeregt werden. Sie werden durch die Nosoden veranlaßt, sich gleichsam wieder an die alte, nie ganz ausgeheilte Krankheit zu »erinnern« und nunmehr zielbewußt ans Werk zu gehen, um diese völlig auszuheilen. Mit der Ausheilung des Grundleidens verschwindet dann meist auch das Folgeleiden.

Die Neuraltherapie nach Huneke

Neben nicht richtig ausgeheilten Krankheiten kommen als Ursachen für ein Rheumaleiden auch vor allem »Störfelder« in Frage. Was versteht man darunter? Ein Störfeld ist alles, was den geregelten Fluß biologischer Energie im Körper blockiert. Man kann dies in etwa mit einer Störung im elektrischen Leitungssystem eines Hauses vergleichen. Dort kann ein Fehler an einer Stelle bewirken, daß an einer anderen Stelle oder gar im ganzen Haus die Lichter ausgehen. Ähnlich kann ein Störfeld im Körper dazu führen, daß an einer anderen Stelle des Körpers ernsthafte Krankheitserscheinungen auftreten. Erst wenn das Störfeld gefunden ist, kann der Körper wieder normal arbeiten.

Wie zuweilen der Elektriker die Leitungen nach schadhaften Stellen absuchen muß, ist es Aufgabe des Therapeuten, mit Hilfe des Patienten mögliche Störfelder im Körper zu entdecken.

Diese können vielfältiger Art sein:

An erster Stelle sind hier kranke Zähne zu nennen, die selbst dann, wenn sie »tot« sind, also keine Schmerzen mehr bereiten, Entzündungsherde bergen und somit als Störfeld in Frage kommen können.

Fast ebenso häufig sind entzündliche Mandeln und Nasennebenhöhlen Störfelder oder chronisch entzündete Organe des Unterleibs (Prostata, Gebärmutter) und Entzündungen in den Verdauungsorganen.

Hat der Therapeut nun ein Störfeld entdeckt, wird er dorthin oder in die Umgebung ein Mittel spritzen, das ansonsten zur örtlichen Betäubung bei kleinen Operationen verwendet wird, das Procain. In den zwanziger Jahren unseres Jahrhunderts fanden zwei Ärzte, die Brüder Huneke heraus, daß das Procain nicht nur eine örtliche Betäubung hervorruft, sondern daß nach dem Nachlassen der betäubenden Wirkung auch der vorher blokkierte Fluß biologischer Energie wieder in Gang gekommen ist. In einzelnen Fällen konnten sie sogar beobachten, daß nach der Procain-Injektion die Schmerzen innerhalb kürzester Zeit zum Verschwinden kamen und auch nicht wieder auftraten. Sie nannten das ein »Sekundenphänomen«.

In diesem Zusammenhang fällt mir die Geschichte von Marianne Müller (43) ein. Sie war Sekretärin in einer großen Firma und hatte viele Briefe und Berichte zu tippen. Doch eines Tages konnte sie plötzlich ihre rechte Hand nicht mehr richtig bewegen, die Finger wollten nicht mehr so über die Tasten fliegen, wie es sich bei einer guten Sekretärin gehört. Die Beschwerden wurden immer schlimmer, und es stellten sich schließlich Schmerzen und Lähmungserscheinungen an der rechten Hand ein. Marianne Müller besuchte mehrere Ärzte, doch es konnte ihr nicht geholfen werden. Schließlich kam sie in meine Praxis. Das erste, was ich sie fragte, war, wann denn ihre Beschwerden begonnen hätten, ob sie vorher eventuell krank gewesen sei.

»Nein, krank war ich eigentlich noch nie richtig. Mal eine Grippe. Aber niemals etwas Ernsthaftes.«

»Und kurz bevor Ihre Beschwerden anfingen, war da etwas Besonderes gewesen?« wollte ich wissen.

»Eigentlich nicht. Allerdings war ich zu dieser Zeit in zahnärztlicher Behandlung. Da wurde mir ein Zahn gezogen und andere Zähne wurden neu plombiert.«

Hier vermutete ich eine mögliche Ursache der Beschwerden. Nicht selten kommt es vor, daß Zahnbehandlungen zu irgendwelchen Beschwerden führen. Besonders das Ziehen von Zähnen hinterläßt Narben, die oftmals als Störfeld wirken.

Das erste, was ich deshalb tat, war, Marianne Müller eine Procain-Injektion in die Zahnnarbe zu geben. Glücklicherweise hatte sie noch keine Zahnbrücke erhalten, so daß die Narbe gut zugänglich war. Kaum war die Injektion vorüber, spürte Marianne Müller ein leichtes Wärmegefühl in ihrer rechten Hand. Kurz darauf konnte sie bereits die Finger wieder schmerzfrei bewegen. Und vom selben Zeitpunkt an war es ihr wieder möglich, mit der alten Leichtigkeit ihre Finger über die Schreibmachinentasten fliegen zu lassen. Das war ein »Sekundenphänomen«. Natürlich ist eine so rasche Wirkung kein Regelfall, sondern die Ausnahme. Aber derartige Ausnahmen zeigen, daß die Neuraltherapie eine wichtige Behandlungsmethode zur Linderung oder Beseitigung rheumatischer Gelenkbeschwerden darstellt.

Die Akupunktur

Die Akupunktur ist eine der ältesten Heilmethoden überhaupt. Sie wurde vor mehr als 4000 Jahren in China entwickelt. Die Abgeschiedenheit des »Reichs der Mitte« bewirkte, daß diese Methode in Europa erst im 17. Jahrhundert bekannt wurde.

Trotz großer Erfolge hat sie aber bei uns längst nicht die Anerkennung gefunden, die sie verdient hätte. Erst in den letzten Jahren, als bei uns die Kritik an den chemischen Schmerzmitteln immer lauter wurde, haben neben den Naturheilkundlern auch vereinzelt aufgeschlossene Schulmediziner begonnen, die Akupunktur zu praktizieren. Um die Wirkung der Akupunktur verstehen zu können, müssen wir uns ein wenig mit der Denkweise der Chinesen beschäftigen: Sie stellen sich vor, daß der Mensch aus zwei unterschiedlichen Energiefeldern besteht, einem weiblich- passiven, das sie Yin nennen, und einem männlich-aktiven, Yang genannt. Diese beiden Felder sind nun den Organen des Körpers zugeordnet, wobei jedes Organ über eine Energiebahn verfügt, die man Meridian nennt. Auf jeder dieser Bahnen sind nun die beiden Energieformen gleichmäßig verteilt, solange der Körper gesund ist. Ist jedoch das Gleichgewicht von Yin und Yang gestört, liegt eine Krankheit vor.

Die Meridiane überziehen den ganzen Körper netzförmig. Auf jedem dieser Meridiane liegen einzelne Punkte, die Akupunkturpunkte. Reizt man diese durch Nadelstiche in die Haut, kommt es zum Abfließen der überschüssigen Energie und zur Herstellung des Energiegleichgewichts von Yin und Yang, das heißt zur Heilung der Krankheit.

Bevor der Therapeut die Behandlung beginnt, muß er die Krankheit diagnostiziert haben. Nur so kann er die Punkte auf der Haut finden, die mit den erkrankten Organen in Verbindung stehen. In diese Punkte sticht er dünne Nadeln, ursprünglich waren diese aus Gold und Silber entsprechend den beiden Prinzipien Yin und Yang. Heute verwendet man in Europa meist Stahlnadeln. Diese Nadeln bleiben je nach Gesundheitsstörung manchmal nur wenige Sekunden, zuweilen jedoch auch ein paar Stunden in der Haut. Der Energiefluß auf den punktierten Meridianen wird wieder in Gang gebracht und ausgeglichen.

Natürlich werden nicht alle Krankheiten gleich gut durch diese einfache und schmerzlose Methode geheilt, und es sprechen auch nicht alle Patienten gleichermaßen darauf an. Unbestritten sind jedoch die Erfolge der Akupunktur vor allem in der Schmerzbehandlung. In China, aber auch schon in einigen deutschen Kliniken werden Operationen ohne Betäubungsmittel schmerzfrei dank der Akupunktur durchgeführt.

Die Akupunktur wird bei lokalen Schmerzzuständen im Gegensatz zu den meisten anderen naturheilkundlichen Therapiemethoden nur auf bestimmte Körperregionen angewandt, umfaßt also nicht den Körper als Ganzes und muß bei der Rheumatherapie meist mit anderen therapeutischen Methoden verknüpft werden. Verwandt mit der Akupunktur ist die Akupressur, bei der statt der Nadelstiche ein Reiz durch den Fingerdruck ausgeübt wird. Die Wirkung ist natürlich nicht so stark wie beim Stechen von Nadeln. Jedoch kann durch eine dauerhafte Wiederholung des Fingerdruckes vielfach schon ein sehr befriedigendes Resultat erreicht werden.

Die Chiropraktik

Eine Reihe von Krankheiten des rheumatischen Formenkreises wie auch viele Schmerzzustände können durch Verschiebung an der Wirbelsäule hervorgerufen werden. Hier gilt die Chiropraktik als Mittel der Wahl. Wenn manche Leute den Begriff Chiropraktik hören, denken sie an muskelbepackte Männer, die den Patienten durch die Luft wirbeln, die mit brutaler Gewalt an Knochen und Gelenken reißen, daß es nur so kracht. Nichts ist falscher als diese Vorstellung.

Statt Kraft und roher Gewalt sind Fingerspitzengefühl und Geschick angesagt, so daß auch ältere Menschen mit »morschen« Knochen keine Angst zu haben brauchen, daß ihnen der Chiropraktiker die Knochen bricht.

Die Kunst der Chiropraktik besteht darin, durch geschickte

Griffe, einen sanften Zug, eine gefühlvolle Dehnung oder einen kurzen Ruck an richtiger Stelle die verschobenen Wirbel wieder einrasten zu lassen. Dies geschieht mit einem leichten Knacken. Die Schmerzen in der Wirbelsäule verschwinden dann ebenso augenblicklich wie die Schmerzausstrahlungen in Schultern, Armen, Beinen, Brust oder wo sonst die Nerven durch die schiefstehenden Wirbel gereizt worden sind.

Voraussetzung ist natürlich, daß noch keine nachhaltige Reizung oder Entzündung an den Nerven durch eine langandauernde Reibung der Wirbel eingetreten ist. In einem derartigen Fall müßten noch andere Therapieformen die Chiropraktik unterstützen.

Oft ist es erstaunlich, wie rasch die Chiropraktik helfen kann.

Ich erinnere mich hier an Peter Zöller (56), der von seiner Frau gestützt in meiner Praxis erschien. Es klingt geradezu lächerlich, was Herrn Zöller passierte. Für ihn aber war es alles andere als komisch. Als er sich an diesem Morgen die Schnürsenkel seiner Schuhe zubinden wollte, konnte er sich plötzlich nicht mehr aufrichten. Seine Kreuzbeingegend schmerzte fürchterlich, und nur in gebückter Haltung konnte er sich überhaupt noch fortbewegen.

»Er muß wohl einen Hexenschuß bekommen haben«, sagte mir seine Frau. Ich untersuchte daraufhin Herrn Zöllers Rücken und stellte starke Verspannungen der unteren Rückenmuskulatur fest. Außerdem waren einige Wirbel der Lendenwirbelsäule verschoben.

Ich gab Herrn Zöller einige schmerzstillende neuraltherapeutische Injektionen entlang der Wirbelsäule, massierte seinen Rücken mit einer gewebsdurchblutenden und muskellockernden Salbe und setzte schließlich einen leichten chiropraktischen Griff an. Es gab einige leise Knackser, und schon war die Behandlung beendet.

Zu seinem Erstaunen konnte Herr Zöller völlig schmerzfrei von der Behandlungsliege aufstehen. Er spürte ein wohltuendes Prickeln in seiner Kreuzbeingegend – aber von Schmerzen war keine Rede mehr.

Die Zelltherapie

Eine der hilfreichsten Therapieformen überhaupt stellt die Zelltherapie dar. Zu Beginn der dreißiger Jahre kam der Schweizer Professor Paul Niehans auf die Idee, Menschen mit geschwächtem Organismus zur Regenerierung frische, voll lebensfähige Tierzellen einzuspritzen, damit diese die erkrankten Körperzellen des Menschen unterstützen und ersetzen können, bis der Körper wieder seine volle Leistungsfähigkeit erreicht hat.

Diese Theorie teilte das Schicksal vieler naturheilkundlicher Theorien. Sie wurde trotz bedeutender Erfolge von der Schulmedizin nie anerkannt. In jüngster Zeit konnte jedoch bewiesen werden, daß die Tierzellen, die dem menschlichen Körper injiziert wurden, sich tatsächlich an die betreffenden Organe des Menschen anlagern und dort ihre Arbeit aufnehmen, wodurch es möglich ist, schwer geschädigte Organe wieder zu regenerieren.

Gerade bei arthrotischen Veränderungen der Gelenke sollte man immer an die Anwendung der Zelltherapie denken. Spritzt man einem Gelenkkranken nämlich frische Zellen von gesunden Gelenken ein, lagern sie sich im geschädigten Gelenkgewebe ab und verbessern dessen Zustand. Überdies tragen Sie dazu bei, den gesamten Organismus zu regenerieren und widerstandsfähiger zu machen.

Die Zelltherapie sollte jedoch nur von erfahrenen Naturheilkundlern durchgeführt werden, denn sie setzt eine gründliche Voruntersuchung voraus, aufgrund derer die jeweils individuell besten Zellen ausgesucht werden. Außerdem ist es nötig, festzustellen, ob der Patient unter entzündlich-rheumatischen Erscheinungen, z. B. unter einer akuten Polyarthritis leidet. In diesem Fall darf die Zelltherapie nämlich *nicht* durchgeführt werden. Eingehende Voruntersuchungen werden leider nicht in allen Sanatorien durchgeführt, die gegen gutes Geld Zelltherapien anbieten.

Entscheidend für den Erfolg ist auch, daß das geeignete Zellmaterial zur Verfügung steht. Oftmals wurde mit Trockenzellen gearbeitet, die nicht mehr voll lebensfähig waren.

Auch die vielgelobten Frischzellen haben ihre Nachteile: Ihre

Anwendung birgt nämlich zwei Risiken. Das erste besteht darin, daß zwischen Schlachtung des Tieres und dem Einspritzen beim Patienten nicht mehr als zwanzig Minuten vergehen dürfen, da sonst die Verwesung des Zellmaterials beginnt. In dieser kurzen Zeit ist aber eine gründliche Untersuchung auf eventuelle Tierkrankheiten und allergieauslösende Stoffe meist nicht mehr möglich. Zum zweiten wird oft Zellgewebe von neugeborenen Jungtieren verwendet. Bereits geborene Tiere haben aber schon artspezifisches Eiweiß entwickelt, das sich mit menschlichem Eiweiß oft nur schlecht verträgt. So kann es dann zu allergischer Schockreaktionen kommen.

Solche Nebenwirkungen sind ausgeschlossen, wenn die Zellen ungeborener Feten, meist von Schafen oder Rindern, verwendet werden. Diese Voraussetzungen erfüllen die »Sicherheits-Gefrier-Zellen«, die auch noch einen hundertprozentigen Schutz vor Infektionen und Unverträglichkeitserscheinungen bieten. Der Tierfetus wird nämlich sofort, nachdem er durch einen Kaiserschnitt dem Mutterleib entnommen worden ist, durch flüssigen Stickstoff in Sekundenschnelle auf – 196° C schockgefroren, so daß es niemals zu einer Zersetzung des Gewebes kommen kann. Dem Tierarzt steht dann noch genügend Zeit zur Verfügung, um das Zellmaterial auf eventuelle Tierkrankheiten oder allergieauslösende Substanzen hin zu untersuchen. Ein weiterer Vorteil der Behandlung mit den Sicherheits-Gefrier-Zellen im Vergleich zu den Frisch- und Trockenzellen besteht darin, daß die Zelltherapie nunmehr ohne Risiko auch ambulant durchgeführt werden kann. Der Patient kann nach der Injektion der Zellen wieder nach Hause gehen, muß dort allerdings zwei Tage Bettruhe einhalten. Im Laufe meiner jahrelangen Praxistätigkeit habe ich viele erstaunliche Wirkungen der Zelltherapie beobachten können. Hier möchte ich nur ein Beispiel anführen:

Willi Schneider, ein 65jähriger Rentner, hatte in beiden Hüftgelenken schwere Abnutzungserscheinungen. Die rechte Hüfte war bereits operiert worden, doch schmerzte sie nach der Operation schlimmer als zuvor. Nun sollte auch die linke Hüfte einer Operation unterzogen werden, doch Herr Schneider hatte Angst davor.

Aus lauter Verzweiflung beschloß er, einen Heilpraktiker aufzusuchen und kam schließlich in meine Praxis. Hier wurde Herr Schneider mit meiner Kombinations-Therapie behandelt.

Ich injizierte ihm homöopathische Mittel in den Bereich des Hüftgelenks. Zusätzlich erhielt er eine Behandlungskur mit der japanischen Cryo-Therapie, einer Begasung des Hüftgelenks mit bis zu 160° kalter »Eisluft« (siehe Seite 43 f.).

Nach jeder homöopathischen Injektionsbehandlung und der Anwendung der Eiskälte mußte er in der Praxis nach meinen Anleitungen etwa eine halbe Stunde lang gymnastische Übungen zur Verbesserung der Gelenksbeweglichkeit durchführen. Im Laufe der nächsten 10 Wochen besserte sich die Beweglichkeit seiner Hüftgelenke erstaunlich. Selbst das operierte Gelenk wurde allmählich schmerzfrei, während das nicht operierte sich mittlerweile so gut bewegen ließ, daß eine Operation im Moment nicht mehr nötig erschien.

Anschließend an diese kurmäßige Behandlung führten wir eine Behandlung mit den Sicherheits-Gefrier-Zellen durch. Die Zellkur enthielt vornehmlich Bindegewebe, Gelenksknorpel und Gelenksknochenzellen.

Nach dieser Behandlung sah ich Herrn Schneider über Monate nicht mehr. Eines Tages stand er dann freudestrahlend in meiner Praxis und zeigte mir stolz, wie beweglich er geworden sei. »Etwa acht Wochen nach der Zellbehandlung spürte ich, daß meine Gelenke allmählich immer beweglicher wurden. Bewegungen, die ich vorher nur unter großen Schmerzen durchführen konnte, gingen plötzlich leicht und schmerzlos vonstatten. Ich konnte wieder ganz normal Treppen rauf- und runterlaufen. Bis heute hat sich der Zustand noch weiter verbessert, ich habe überhaupt keine Schmerzen mehr und bewege mich so, als ob nichts wäre«, berichtete Herr Schneider.

Natürlich hilft die Zelltherapie nicht nur bei rheumatischen Erkrankungen. Bei allen Arten von organischen Schwächen, Abnutzungserscheinungen und Altersbeschwerden hat sie sich bereits hervorragend bewährt. Ich möchte sie in meiner Praxis auf gar keinen Fall mehr missen.

Die Thymusextrakt-Therapie

Bei entzündlichen Rheumaerscheinungen, besonders im akuten Stadium, ist die Frischzellen-Therapie nicht angebracht. Hier können aber z. B. durch die Neuraltherapie Abwehrkräfte mobilisiert werden, um gegen die Entzündungen vorzugehen. Ist der Organismus jedoch schon zu sehr geschwächt, muß man Zusätzliches zur Stärkung der körpereigenen Abwehrkräfte tun. Dafür gibt es eine fast wunderbar zu nennende Methode, die der schwedische Arzt Dr. Illis Sandberg in den dreißiger Jahren entdeckt hat: Er hat seinen Patienten zur Wiederherstellung der Abwehr- und Widerstandskräfte einen Extrakt aus der Thymusdrüse junger Kälber verabreicht.

Die Thymusdrüse ist Ihnen vielleicht unter dem Namen »Bries« als wohlschmeckendes Gericht bekannt. Diese Drüse ist für das Wachstum der Säugetiere und der Menschen verantwortlich; sie produziert Wachstumshormone und andere Hormone. Eines dieser Hormone ist das Thymusin, das die Fähigkeit hat, die einfachen Lymphozyten, die weißen Blutkörperchen, zu »Thymus-Lymphozyten« (»T-Lymphozyten«) zu aktivieren. Diese sind im Körper als »Polizisten« für die Abwehr von Krankheitserregern zuständig.

Die Thymusdrüse stellt während der Pupertät ihre Funktion immer mehr ein und bildet sich zurück. Das Wachstumshormon wird nicht mehr gebraucht, und der Körper ist genügend mit Abwehrstoffen gegen Krankheiten versorgt. Ist dieses Krankheitsabwehrsystem jedoch im späteren Alter nicht mehr voll funktionsfähig, kann man es durch das Einspritzen des Thymusextraktes wieder aktivieren. Man spritzt den Thymusextrakt etwa zwanzigmal. Normalerweise haben sich die Abwehrkräfte dann wieder so regeneriert, daß sich die Infektionen, chronischen Entzündungen oder allergischen Reaktionen zurückgebildet haben.

Die Eigenblutbehandlung

Eine im Prinzip sehr alte Methode, um Entzündungen zu heilen, ist die Eigenblutbehandlung. Schon früher hat man sie häufig bei der Therapie von Furunkeln angewandt.

Bei der Eigenblutbehandlung entnimmt der Therapeut der Ellenbogenvene Blut und spritzt es in den Gesäßmuskel ein. Es bildet sich dabei manchmal eine von Stoßverletzungen oder schlecht angesetzten Spritzen her wohlbekannte Erscheinung, ein »blauer Fleck«. Das Blut hat sich also außerhalb seiner eigentlichen Blutbahn angesammelt. Damit es abtransportiert werden kann, muß es in seine Bestandteile zerlegt werden, also in Salze, Mineralstoffe, Hormone, Immunkörper, Eiweiße und in die krankheitserregenden Fremdstoffe, die es enthalten hat. Diese Fremdstoffe reizen das Gewebe, und es entsteht eine heftige Reaktion, bei der die Abwehrkräfte des Körpers wieder in Gang gesetzt werden und letztlich diese Fremdstoffe vernichten. Fieber und Schüttelfrost sind nicht selten erwünschte Begleiterscheinungen dieser »Kampfmaßnahme«. Sie zeigen an, daß der Körper wunschgemäß reagiert und die Selbstheilungskräfte des Organismus mobilisiert werden. Der erste Schritt zur Heilung ist damit getan.

Die Ozontherapie

Beim »Ozon« handelt es sich um einen oxydierten Sauerstoff mit der chemischen Formel O_3, der aus dem normalen Sauerstoff durch Einwirken von ultraviolettem Licht, großer Hitze oder elektrischer Aufladung, z. B. bei einem Gewitter, entsteht. Bei schweren Gewittern kann man das Ozon auch riechen. Daher hat das Gas auch seinen Namen (Ozon bedeutet das »riechende Gas«). Das Ozon kommt in der Atmosphäre nur in einer Verdünnung von 1 bis 3 Millionstel Prozent vor. In höherer Konzentration ist Ozon ein überaus starkes Gift.

Das wird manchen überraschen, der gelesen hat, daß in einem Werbeprospekt eines Fremdenverkehrsortes ozonreiche Luft angepriesen wird. Glücklicherweise beruht dies auf einem Mißverständnis. Da die Waldluft einen ähnlichen Geruch besitzt wie die Luft nach einem Gewitter, hat man sie in Unkenntnis des wahren Sachverhalts als »ozonreich« gepriesen. Eine wirklich ozonreiche Luft würde Mensch und Tier jedoch auf schnellstem Wege umbringen.

Wegen seiner starken Giftigkeit wird Ozon auch als bakterientötendes Mittel zur Konservierung von Lebensmitteln oder zur Reinigung von Blutkonserven verwandt. Wie kann so ein starkes Gift nun als Heilmittel in Frage kommen? Da müssen wir einen bemerkenswerten Satz des Arztes Paracelsus aus dem 17. Jahrhundert zitieren: »Nur die Dosis macht es, daß ein Ding kein Gift ist.« Dieser Satz hat eine große Bedeutung für die Naturheilkunde, besonders für die Homöopathie, wie wir später noch sehen werden. So wird auch das Ozon in unserer Therapie nur in sehr starker Verdünnung angewandt. Verdünnt wird es nicht mit Luft, sondern mit reinem Sauerstoff.

Die Wirkung der Ozonspritzen sind vielfältig. Spritzt man das Sauerstoff-Ozon-Gemisch in die Gelenke, hilft es, Entzündungen zu beseitigen. Dafür ist zum einen die desinfizierende Wirkung des Gemisches verantwortlich, die die Entzündung an den Gelenkwänden vernichten hilft, zum anderen verursacht das Sauerstoff-Ozon-Gemisch eine verstärkte Durchblutung und damit den Abtransport von Giftstoffen.

Bei Arthrosen bewirkt das Ozon, daß der abgenutzte Gelenkknorpel schneller wieder aufgebaut werden kann, da die verstärkte Sauerstoffversorgung eine bessere Ernährung des Knorpels mit sich bringt.

Spritzt man Ozon in die Venen, erhöht sich der Sauerstoffanteil des Blutes, die Heilungsfähigkeit des Körpers wird gesteigert; spritzt man das Ozon-Sauerstoff-Gemisch in den Gesäßmuskel, werden die Abwehrkräfte des Organismus aktiviert. Hervorragend geeignet für die Kombination mit der Ozontherapie ist der Einsatz von proteolytischen Enzymen (siehe Seite 142). Besonders eindrucksvoll ist diese Therapie-Kombination bei einer rheumatischen Gelenkentzündung mit gleichzeitigem Gelenkserguß. Das bestätigt die Geschichte von Heiner Reuter (36).

Er war der beste in der Mannschaft seines Tennisclubs und stand kurz vor einem großen Turnier. Seit Wochen plagte ihn jedoch eine Gelenkentzündung im rechten Ellenbogen, die ihm harte Schläge unmöglich machte. Innerhalb von kurzer Zeit hatte sich der Ellenbogen auch noch verdickt.

Heiner Reuter kam in meine Praxis. Er hoffte, bis zu seinem großen Spiel in 14 Tagen wieder fit zu sein. Ich konnte ihm natürlich keine Versprechungen machen, doch begann ich sofort, sein Leiden mit proteolytischen Enzymen in Form von Salben, hochdosierten Tabletten und Ozon-Injektionen im Bereich des Ellenbogens zu behandeln. Bereits nach 4 Tagen war die Schwellung wesentlich zurückgegangen und die Schmerzen hatten nachgelassen. Heiner Reuter konnte seinen Arm wieder leidlich gebrauchen.

Nach etwas über einer Woche fühlte sich Heiner Reuter völlig beschwerdefrei. Ich empfahl ihm, die proteolytischen Enzyme in hoher Dosierung weiter zu nehmen und den Ellenbogen auch noch mit der Salbe einzureiben.

Danach hörte ich nichts mehr von Heiner Reuter. Einige Tage später aber las ich in der Zeitung, daß sein Tennisverein, mit ihm an der Spitze, das große Turnier gewonnen hatte.

Die japanische Kältetherapie (Cryo-Therapie)

Jahrelang bestand man in der Medizin auf der alten Meinung, rheumatische Erkrankungen könnten ausschließlich mit Wärme-Behandlungen therapiert werden. Wie falsch diese Einstellung ist, bewies vor einiger Zeit der japanische Arzt Dr. Toshima Yamauchi in seinem Reiken-Rheumatism-Village. In dieser Klinik wendet er das neue japanische Erfolgsrezept an: Kälte und Bewegung.

Vor einiger Zeit konnte ich mich von der erstaunlichen Wirkung dieses Verfahrens bei einem Besuch in seiner Klinik überzeugen.

Dort werden Patienten mit rheumatischen Erkrankungen mit bis zu minus 160° Celsius kalter Eisluft behandelt. Nach der Kälteanwendung müssen sich die Patienten intensiv bewegen.

Mit eigenen Augen konnte ich beobachten, welch erstaunliche Heilwirkung diese Therapie bei allen rheumatischen Beschwerden hat. Selbst Patienten, die jahrelang ihren Rollstuhl nicht verlassen konnten, erfuhren hier Linderung. Nach wenigen Monaten konnten sie bereits wieder selbständig gehen.

Inzwischen hat diese Therapie auch in unserem Land Einzug gehalten. Sie wird nicht nur in meiner Praxis, sondern auch in verschiedenen Kliniken eingesetzt.

Wenn Sie mehr über diese erfolgreiche Behandlungsmethode erfahren wollen, dann sollten Sie mein Buch »Rheuma – Naturheilverfahren besiegen die Volkskrankheit Nr. 1« lesen. In diesem Buch habe ich unter anderem auch die Kältetherapie nach Dr. Yamauchi ausführlich beschrieben.

Wichtige Vorsorgemaßnahmen gegen Rheuma

Vorbeugen ist besser als Heilen

Chronische Krankheiten wie Rheuma treten nicht von heute auf morgen auf. Selbst ein Gichtanfall oder ein Hexenschuß, der wie ein Blitz aus heiterem Himmel den Patienten befällt, hat bereits eine jahrelange »Vorgeschichte«. Fast alle rheumatischen Erkrankungen sind Folgen von jahre- und jahrzehntelang verfehlter Lebensführung, Folge von Ernährungssünden, falscher Bekleidung, einseitiger körperlicher Belastung oder seelischer Spannungen. Wenn die Beschwerden dann zutage treten und die Patienten den Arzt aufsuchen, ist die Krankheit in vielen Fällen bereits so weit fortgeschritten, daß auch eine Heilung meist nur in einem sehr langwierigen Prozeß erreicht werden kann, der viel Geduld und viel Mitarbeit der Patienten erfordert.

Das Sprichwort »Vorbeugen ist besser als Heilen« trifft für die Rheumakrankheit sicherlich zu. Doch ebenso richtig ist die Einsicht, daß es nie zu spät ist, das Richtige zu tun, nie zu spät, die schädlichen Dinge in der Lebensführung zu ändern. Im folgenden soll eine Reihe von Maßnahmen und Anregungen genannt werden, wie man durch eine Änderung der Arbeitsverhältnisse, der Bekleidung, der Ernährung, der Lebensführung im allgemeinen Rheumabeschwerden vermeiden kann. Aber auch dem Rheumakranken, der bereits von heftigen Schmerzen betroffen ist, sollen diese Hinweise helfen, damit die Krankheit nicht weiter fortschreitet.

Die Belastung am Arbeitsplatz

Besonders die degenerativen Gelenkserkrankungen, die Arthrosen, Spondylosen, Bandscheibenerkrankungen werden durch Abnutzung und falsche Belastung gefördert. Wenn auch die Naturheilkunde uns zeigt, daß diese Belastungen nie die alleinige Ursache für die Beschwerden darstellen, sollten wir sie doch so weit wie möglich zu vermeiden.

Jede körperliche Arbeit, die über längere Zeit hinweg gleichförmig ausgeführt wird, belastet Wirbelsäule und Gelenke, ob es nun Ladearbeit, Schreibtischarbeit, Arbeit am Fließband oder auch die Arbeit des Bauern und der Bäuerin auf dem Feld sind. Diese Belastung ist um so schlimmer, wenn die Arbeitsplätze unzureichend ausgestattet sind. An jedem Arbeitsplatz sollte der Grundsatz gelten, daß die Arbeitsbedingungen dem Menschen anzupassen sind, nicht daß der Mensch sich den Maschinen anzupassen hat. Dieser Grundsatz wird aber, meist aus Kostengründen, noch viel zu wenig berücksichtigt. Da findet man in Büros Schreibtischstühle, deren Höhe nicht dem Arbeitstisch entspricht, so daß nur mit gekrümmtem Rücken und verspannten Schultern die Arbeit verrichtet werden kann, da finden sich in manchen Kaufhäusern immer noch Registrierkassen, an denen die Kassiererinnen auch noch die Warenkörbe mit einseitigen Drehbewegungen entladen müssen. Da gibt es zuhauf Arbeitsgeräte wie die Preßlufthämmer, deren Bedienung über kurz oder lang zwangsweise zur Arthrose führen muß.

Noch haben längst nicht alle Arbeitgeber eingesehen, daß eine weniger schädigende Ausstattung der Arbeitsplätze auf die Dauer nicht nur der Fürsorgepflicht für die Mitarbeiter mehr entspricht, sondern auch kostengünstiger ist, weil diese über längere Zeit hinweg arbeitsfähig bleiben.

Statische und dynamische Muskelarbeit

Bei der Muskelarbeit unterscheiden die Biologen und Physiologen zwischen statischer Arbeit (Haltearbeit) und dynamischer Arbeit (Bewegungsarbeit) der Muskeln. Eine Unterscheidung, die auch im Hinblick auf die Entstehung bzw. Vermeidung von Rheuma wichtig ist.

Bei der statischen Muskelarbeit, wie sie zum Beispiel beim Verharren in gebückter Haltung oder bei der Arbeit mit ausgestreckten Armen vorliegt, bleiben die Muskeln längere Zeit in einem Spannungszustand. Bei der Bewegungsarbeit dagegen erfolgt eine gleichmäßige Spannung und Entspannung der Muskeln.

Zwischen diesen beiden Formen bestehen grundsätzliche biologische Unterschiede:

Bei der statischen Arbeit werden die Blutgefäße zusammengepreßt. Schon werden die Muskeln nicht mehr ausreichend durchblutet, sie werden nicht mehr mit Sauerstoff versorgt und die Abfallprodukte, die Schlacken werden nicht mehr fortgeschafft. Dadurch kommt es zur Ermüdung, zur Ablagerung von Schlackstoffen, die das Entstehen des Rheumas begünstigen.

Die dynamische Arbeit dagegen fördert durch das ständige Wechselspiel von Zusammenziehen und Entspannung des Muskels die Blutzirkulation. Der arbeitende Muskel bekommt bis zu zwanzigmal mehr Blut als im Ruhestand. Die entstehenden Schlacken werden weggespült. So hat Bewegung, wenn sie nicht zu gleichförmig verläuft und zu einseitig die Gelenke belastet, immer eine rheumaverhindernde Wirkung.

Daraus können wir ersehen, daß man am Arbeitsplatz möglichst die statische Muskelarbeit vermeiden soll. Dazu gehören vor allem Haltearbeiten mit ausgestreckten Armen, längeres Verharren in gebeugter oder schiefer Körperhaltung, wozu auch das Sitzen und Stehen an falsch konstruierten Arbeitsplätzen zählt.

Maschinen sollen so konstruiert sein, daß die häufigsten Bewegungen körpernah, also nicht mit ausgestreckten Armen, durchgeführt werden können. Eventuell müssen gepolsterte Unterarm- oder Ellenbogenstützen angebracht werden, die die Schultermuskulatur entlasten. Es sollte vermieden werden, daß die Arbeitenden schräg in unnatürlicher Körperhaltung sitzen oder beim Stehen mit gekrümmtem Rückgrat arbeiten müssen.

Natürlich kann sich heute niemand seinen Arbeitsplatz nach dem Vorhandensein optimaler Arbeitsbedingungen aussuchen. Wo diese nicht vorhanden sind, wo längere Zeit gleichförmige und ungesunde Körperarbeit verrichtet wird, empfiehlt es sich, des öfteren Pausen einzulegen und diese mit Ausgleichsgymnastik zu füllen, die ich Ihnen im Abschnitt über das richtige Sitzen noch vorstellen werde.

Das richtige Heben und Tragen

Viele Fehler werden auch bei von der Arbeit unabhängigen Bewegungsabläufen gemacht, zum Beispiel beim Heben und Tragen von Lasten. Immer wieder kann man Leute sehen, die sich mit fast durchgestreckten Knien und gebeugtem Rücken abmühen, eine Last vom Boden aufzuheben. Hierbei wird die Wirbelsäule erheblich belastet, Bandscheibenschäden bis hin zum langwierigen und äußerst schmerzhaften Bandscheibenvorfall können die Folge sein. Man sollte versuchen, die Wirbelsäule gleichmäßig zu belasten, daß heißt, den Rücken beim Heben gerade zu halten und die Knie zu beugen. Die Last wird hierbei kurz vor oder zwischen den angebeugten Knien senkrecht nach oben gehoben. Das gleiche Prinzip gilt, wenn Lasten von einem erhöhten Platz aus auf den Boden abgestellt werden sollen. Hier kann man oft Männer beobachten, die mit schwungvoller Drehung des Oberkörpers die Last vom Stapel auf den Boden befördern. Das sieht zwar sehr athletisch aus und findet, wenn es sich um schwere Lasten handelt, sicher auch Bewunderung, aber es ist ebenso offensichtlich, daß dabei leicht Wirbelsäulenschädigungen auftreten können. Statt dessen sollte auch hierbei die Last mit aufrechtem Oberkörper und angewinkelten Armen vom Stapel gehoben werden und erst, wenn man die Last sicher in Händen hält, sollte man den ganzen Körper, einschließlich der Füße drehen.

Das einseitige Tragen von schweren Gegenständen muß ebenfalls vermieden werden. Eine Hausfrau, die schwere Einkäufe zu tragen hat, sollte die Last auf zwei Taschen verteilen – eine in jeder Hand tragen – oder noch besser einen Einkaufswagen benutzen.

Oft schon wurde kritisiert, daß bereits kleine Schulkinder schwere Schultaschen in einer Hand tragen müssen. Dadurch kann es schon frühzeitig zu Verkrümmungen der Wirbelsäule kommen. Die Appelle der Ärzte und Eltern an die Schulbehörden, in den Schulen Aufbewahrungsplätze für nicht benötigte Bücher zu schaffen, sind oft aus Kostengründen ungehört verhallt. Auch fällt es manchen Schülern schwer, selbständig zu entscheiden, welche Bücher sie zu Hause jeweils brauchen und welche nicht. Aber auch die Eltern können einen Beitrag zur Schonung der Wirbelsäulen ihrer Kinder leisten, indem sie den Wunsch nach »erwachsen aussehenden« Aktentaschen oder gar Aktenkoffern nicht erfüllen. Statt dessen sollten sie versuchen, die Kinder davon zu überzeugen, daß das Tragen eines Ranzens auf dem Rücken nicht nur gesünder, sondern auch praktischer ist, weil man dann nämlich die Hände frei hat.

Daß man auch als Erwachsener manche Lasten in einem Rucksack auf dem Rücken befördern und damit seine Wirbelsäule schonen und den Kindern ein gutes Beispiel geben könnte, ist nahezu ganz in Vergessenheit geraten. Dem Rucksack haftet in unserer von den Normen städtischer Lebensweise geprägten Gesellschaft das Image des Ländlichen und Rückständigen an. Ebensowenig werden Einkaufswagen benutzt, da man nicht als gebrechlich erscheinen möchte. Gerade auch der Wunsch, jugendlich und kräftig zu wirken, der von der Werbung ständig gefördert wird, ist mit schuld daran, daß sich viele Menschen einfach zu viel unnötige Trage- und Hebearbeit zumuten.

Das richtige Sitzen – Ausgleichsgymnastik bei sitzender Tätigkeit

Das Sitzen ist für die Menschen eine natürliche Körperhaltung. Die statische Muskelarbeit der Fuß-, Knie- und Hüftgelenke, die beim Stehen geleistet wird, fällt beim Sitzen weg, auch wird beim Sitzen der Blutkreislauf mehr gefördert, das Blut bleibt nicht in den Beinen »liegen«. Jedoch falsches und zu langes Sitzen kann auch Nachteile haben. Die Bauchmuskulatur erschlafft, die Wirbelsäule kann sich verbiegen und ein »Rundrücken« entstehen. Eine vermehrte körperliche Tätigkeit zum Ausgleich, die richtige Sitzhaltung, die richtige Sitzgelegenheit und eine sinnvolle Ausgleichsgymnastik können jedoch den Schädigungen vorbeugen oder sie gering halten.

Die richtigen Sitzmöbel:

Grundsatz bei der Beschaffung richtiger Sitzmöbel ist, daß die Rückenlehne ein Sitzen ermöglichen muß, bei dem Rumpf und Wirbelsäule eine möglichst natürliche Haltung einnehmen können. Die Rückenmuskulatur soll möglichst entspannt sein. Gut ist es, wenn der untere Teil des Rückens gestützt wird, die Rükkenlehne also etwa bis zu einer Höhe von 20 cm über der Sitzfläche vorgewölbt ist. In der Höhe der Brustwirbel sollte dann umgekehrt eine Einbuchtung vorhanden sein. Als beste Neigung der Rückenlehne haben die Wissenschaftler einen Winkel von etwa 20° herausgefunden, indem sie die Spannungen der Wirbelsäule beim Sitzen gemessen haben. Interessanterweise war die Stellung, die der Wirbelsäule die größtmögliche Entspannung geboten hat, auch diejenige, bei der sich die Versuchspersonen am wohlsten gefühlt haben.

Bei Sitzmöbeln, die für den Arbeitsplatz gedacht sind, soll die Sitzhöhe des Stuhles etwa 30 cm unter der Tischoberkante liegen. Jeder Arbeitsstuhl sollte höhenverstellbar sein, so daß er je nach Körpergröße eingestellt werden kann.

Aber auch das beste Sitzmobiliar kann bei längerem Sitzen eine Ermüdung und Fehlbelastung nicht verhindern. Deshalb ist eine Ausgleichsgymnastik unbedingt notwendig, um Verkrampfungen und Verspannungen der Muskulatur entgegenzuwirken.

Für diese einfache Ausgleichsgymnastik brauchen Sie selbstverständlich keinen ausgeklügelten Übungsplan. Jeder merkt schließlich bei sich selbst am besten, welche Bewegungen seine Muskulatur lockern. Lassen Sie mich daher nachstehend nur ein paar kurze Tips geben, welche Bewegungen am vorteilhaftesten sind:

1. Zur Lockerung der Schultern und auch der Wirbelsäule setzen Sie sich aufrecht auf Ihren Stuhl. Verschränken Sie danach die Hände im Nacken und drücken dabei die Ellenbogen in kurzen rhythmischen Abständen etwa achtmal nach hinten. Während dieses Vorgangs sollten Sie einatmen. Beim Ausatmen ziehen Sie

die Ellenbogen nach vorne und lassen den Oberkörper ebenfalls nach vorne fallen. Danach setzen Sie sich wieder aufrecht hin. Lassen Sie nun Ihre Arme hängen und rollen Sie die Schultern abwechselnd nach vorne und hinten.

2. Um die Beweglichkeit der Wirbelsäule und auch der gesamten Rumpfmuskulatur zu verbessern, setzen Sie sich wieder aufrecht auf Ihren Stuhl und verschränken die Hände erneut im Nacken. Drehen Sie dann in dieser Stellung Ihren Rumpf soweit wie möglich nach links und lassen Sie mehrfach nachfedern. Das gleiche wiederholen Sie dann nach rechts. Wenn Sie diese Übung je viermal wiederholt haben, werden Sie bald spüren, wie ihre Rückenverspannungen nachlassen.

3. Zum Lockern Ihrer Knie- und Hüftgelenke setzen Sie sich wieder aufrecht auf Ihren Stuhl. Mit kurzen ruckartigen Bewegungen versuchen Sie nun, mit Ihrem rechten Knie die rechte Brusthälfte zu erreichen. Ohne anzuhalten, strecken Sie nach dieser anziehenden Bewegung Ihr Bein wieder völlig aus. Das Anziehen und Strecken wiederholen Sie etwa fünfmal und machen das gleiche dann mit dem anderen Bein.

4. Das Lockern der Fußgelenke ist eine ganz einfache Sache. Setzen Sie sich wieder ganz aufrecht auf Ihren Stuhl, heben Sie die Beine etwas an und lassen Sie einfach Ihre Füße kreisen, erst in die eine, dann in die andere Richtung.

5. Wenn Sie ein selbstbewußter Mensch sind und sich nicht vor kritischen Bemerkungen Ihrer Kolleginnen und Kollegen fürchten, stehen Sie jetzt auf und machen ein paar kräftige Lockerungsübungen im Stehen: Schütteln Sie Ihre Arme und Ihre Beine mal ordentlich aus, lassen Sie den Kopf kreisen und freuen Sie sich über das Wohlbefinden, das dabei Ihren Körper durchflutet und das Ihre bewegungsfaulen Mitarbeiter niemals kennenlernen werden.

6. Wollen Sie nun noch etwas ganz besonders für sich tun, dann suchen Sie die nächste Treppe auf, die sicherlich auch in Ihrem Büro vorhanden ist, und laufen Sie die Treppenstufen schnell einmal hinunter und wieder hinauf. Schon nach wenigen Stufen werden Sie spüren, wie Ihr Herz schneller schlägt, Sie wieder wach und konzentrationsfähiger werden. Ihr Kreislauf

kommt wieder in Schwung – und das, ohne daß Sie sich mit schädlichem Coffein vollzupumpen brauchen.

Weitere Anregungen können Sie dem ausführlichen Abschnitt über die tägliche Gymnastik als Mittel zur Vorbeugung und Therapie (Seite 65 ff.) entnehmen.

Das Sitzen beim Autofahren

Mehr noch als am Schreibtisch wird die Wirbelsäule bei längeren Autofahrten beansprucht. Dafür gibt es mehrere Gründe: Die Autositze genügen leider oft nicht den Anforderungen, die heute an Sitzmöbel gestellt werden. Das Autofahren erfordert außerdem viel statische Muskelbeanspruchung, etwa beim Ausstrekken der Arme zum Lenkrad oder beim Niederdrücken des Gaspedals mit dem Fuß. Besonders erschwerend kommt noch hinzu, daß die Unebenheiten der Straße beim Autofahren die Wirbelsäule ständigen Stößen und Schwingungen aussetzen.

Damit diese Beanspruchung sich nicht allzu schlimm auswirkt, sollten Sie zunächst einmal Ihren Autositz in die richtige Position bringen. Die Sitzlehne darf dabei nicht ganz senkrecht stehen, sondern muß ein wenig nach hinten geneigt sein. Falsch ist es jedoch, wenn Sie so sitzen, daß Sie die Arme beim Lenken voll durchstrecken müssen. Das ist eine Unsitte, die heute leider weit verbreitet ist. Dabei ist die Belastung der Schultergelenke besonders ausgeprägt. Die Rückenlehne sollte so gestellt werden, daß Sie beim bequemen Sitzen das Lenkrad mit angewinkelten Armen erreichen können und sich selbst bei extremen Lenkbewegungen die Schultern nicht von der stützenden Rückenlehne lösen müssen. Auf diese Weise sorgen Sie dafür, daß Sie immer festen Halt in Ihrem Autositz haben.

Ganz besonders wichtig ist, daß Sie nach etwa ein bis eineinhalb Stunden Fahrzeit eine Ruhepause einlegen, um frische Luft zu tanken, mit ein wenig Gymnastik den Kreislauf wieder in Schwung zu bringen und die verspannte Muskulatur zu lockern.

Das richtige Stehen

Auch richtiges Stehen will gelernt sein. Grundbedingung dabei ist, entspannt zu stehen. Steifes, aufrechtes Stehen mit geschlossenen Füßen ist zwar beim Militär gefragt, der Gesundheit zuträglich ist es jedoch nicht.

Auf einseitige Belastungen sollte verzichtet werden. Dazu gehören etwa Arbeiten, bei denen man längere Zeit auf einem Bein steht und mit dem anderen ein Pedal betätigt. Erst recht sollte man bei der Arbeit so stehen, daß die Wirbelsäule nicht gebeugt wird und die Muskeln ständig zusätzliche Haltearbeit verrichten müssen. Vor allem auch bei Arbeiten im Haushalt ist auf die richtige Höhe des Arbeitstisches zu achten. Ist längeres Stehen nötig, sollte man auf eine Ausgleichsgymnastik – ähnlich der beim Sitzen – nicht verzichten oder wenigstens hin und wieder ein paar Schritte gehen.

Wie man sich bettet, so liegt man

Die Haltung beim Liegen, besonders während des Schlafes, hat sich bei den meisten Menschen frühzeitig geformt und stellt in der Regel die für den Körper jeweils beste Möglichkeit dar, die Muskeln zu entspannen. Es wäre falsch, hier korrigierend einzugreifen und jemanden zu einer vermeintlich besseren Schlafhaltung umgewöhnen zu wollen.

Ebenso gibt es keine eindeutigen Regeln, ob als Unterlagen harte oder weiche Matratzen benutzt werden sollen. Sicher kennen auch Sie Menschen, die auf Matratzen schlafen, die sich kaum noch von einem Brett unterscheiden, und die sich vielleicht sogar, wenn sie im Urlaub ein zu weiches Bett haben, eine Schranktür ins Bett legen möchten.

Andere Menschen können wieder nur auf weichen Matratzen schlafen. Wichtig scheint nur zu sein, daß die Matratzen nicht »durchgelegen« sind, also keine Kuhlen aufweisen, in die während des Schlafs die Wirbelsäule gedrückt wird. Dies kommt erfahrungsgemäß bei weicheren Matratzen häufig vor.

Bei Menschen, die bereits einen »Hohlrücken« haben, kann eine harte Unterlage zu Beschwerden führen, da zwischen Matratze und Wirbelsäule Hohlräume vorhanden sind.

Wichtiger als die Härte ist also die Fähigkeit der Matratze, sich dem Körper anzupassen. Und zwar in allen Stellungen, die er im Laufe der Nacht einnimmt. Ferner muß eine gute Matratze wärmeisolierende Fähigkeiten haben, so daß der Körper nicht von unten her abgekühlt wird. Dies geschieht bei den meisten Matratzen durch Einschluß von Luft im Polstermaterial, da Luft gut isoliert. Eine weitere Anforderung, die eine gute Matratze erfüllen muß, ist, daß sie den Körperschweiß aufsaugen kann, damit es zu keinem »nassen« Liegen kommt, was Rheuma verstärken würde.

Die altbewährten Roßhaarmatratzen können die Anforderungen zumindest eine Zeitlang erfüllen, dann verlieren sie jedoch an Elastizität und bilden Mulden. Die Anpassungsfähigkeit an den Körper ist dann nicht mehr gewährleistet. Dagegen haben die Federkernmatratzen eine relativ große Lebensdauer und eine gute Wärmeisolierung. Dies ist bei Kunststoffmatratzen auch gewährleistet, doch mangelt es ihnen an der Saugfähigkeit, so daß man, vor allem wenn man viel schwitzt, feucht liegt, was die Rheumabeschwerden verstärken kann.

Die richtige Zimmertemperatur in Wohn- und Schlafräumen

Auch bei der Frage der Raumtemperatur spielen liebgewonnene Gewohnheiten eine Rolle, die man nicht außer acht lassen sollte. Dennoch kann man sagen, daß die Zimmertemperatur in Wohn- und Arbeitsräumen etwa zwischen 20 °C und 23 °C liegen sollte. Auch sollten die Räume nicht zu feucht, aber auch nicht zu trokken sein. Eine relative Luftfeuchtigkeit von 40% bis 50% wird meist als angenehm empfunden. Dies entspricht etwa auch der in unseren Breiten üblichen Feuchtigkeit der Außenluft während der Sommermonate.

Die Schlafzimmertemperatur ist nicht selten ein Streitobjekt zwischen den Paaren, was schon zu getrennten Schlafräumen geführt hat. Jedem von Ihnen dürfte bekannt sein, daß es Kalt- und Warmschläfer gibt. Die einen können nur schlafen, wenn die Heizung ausgeschaltet ist und im Winter malerische Eisblumen das Schlafzimmerfenster zieren, die anderen lieben es mollig warm. Auch hier kann man keine Regeln für alle aufstellen. Dennoch läßt sich sagen, daß bei einem zu warmen Zimmer der Schläfer sich oftmals in der Nacht aufdecken wird – nämlich wenn er schwitzt. Die Folge ist, daß der feuchte Körper der Zugluft ausgesetzt ist, was nicht selten zum rheumatischen »Reißen« führt. Doch auch der Kaltschläfer ist davon bedroht, weil er beim Schlafen irgendwann einzelne Körperpartien aufdeckt, und das kann zu Unterkühlungen führen. Das beste scheint mir hier ein Mittelweg zu sein. Eine Temperatur zwischen 16 °C und 20 °C ist für das Schlafzimmer empfehlenswert.

Um eine gleichmäßige Raumtemperatur zu erhalten, ist eine funktionsfähige Heizung nötig. Aus Energiespargründen, und um die Bewohner des Hauses vor Feuchtigkeit und Zugluft zu schützen, ist eine gute Isolierung der Wände und der Fenster vonnöten. Allerdings sollte man bei den Fenstern nicht zuviel des Guten tun und alle Ritzen und Fugen verstopfen und damit den gesundheitsfördernden Sauerstoff gänzlich aussperren. Mehrmaliges Lüften am Tag, sogar mit Durchzug ist nötig, besonders wenn die Fenster total isoliert sind.

Über die richtige Kleidung

Aufgabe der Kleidung ist, den Körper vor Nässe, Kälte, Wind und Strahlung zu schützen und trotzdem überschüssige Körperwärme und Ausdünstungen nach außen dringen zu lassen. Für den Rheumakranken ist zweckmäßige Bekleidung besonders wichtig, weil bei ihm die Wärmeregulation des Körpers oft gestört ist und weil ein Zuviel an Kälte und Feuchtigkeit das Leiden verschlimmern kann.

Eine unzweckmäßige Kleidung, wie sie oft von der Mode vorgeschrieben wird, verhindert häufig, daß das Gleichgewicht zwischen Wärmeproduktion und Wärmeverlust des Körpers aufrechterhalten wird. Dies ist nicht nur eine Erscheinung unserer Zeit. Die Älteren unter Ihnen können sich vielleicht noch daran erinnern, wie in früheren Zeiten sich besonders die Frauen in luftundurchlässige Kleider zwängen mußten, die sie darüber hinaus noch in ihren natürlichen Bewegungen behinderten. Diese einschränkenden Kleidungsstücke sind weit seltener geworden, doch hat auch in unseren Tagen die Mode manch unvernünftige Kleidung propagiert.

Grundsätzlich muß man sagen, daß die Kleidung auf keinen Fall einengend sein sollte, damit Blutzirkulation, Hautatmung und das Ausscheiden von Giftstoffen durch die Haut nicht behindert werden. Auf der anderen Seite soll sie aber, besonders in der kalten Jahreszeit, nicht zu luftig sein, um den Körper nicht unnötiger Auskühlung auszusetzen. Diese einfachen Grundsätze, die eigentlich heute jedem einleuchten müßten, sind besonders für Rheumakranke von großer Wichtigkeit. Kranke mit entzündlichem Rheuma haben eine schlechte Wärmeregulation und neigen zum Frieren und Frösteln. Warmhaltung durch zweckmäßige Kleidung ist hier besonders wichtig. Kranke mit Weichteilrheumatismus oder Wirbelsäulenerkrankungen neigen zu Muskelverspannungen, die durch plötzliche Abkühlung begünstigt werden. Die Folge können Hexenschuß, ein steifer Hals und ähnliche Erscheinungen sein. Hier ist es wichtig, daß die Kleidung den Körper vor plötzlicher Abkühlung schützt.

Eine besondere Rolle spielen die Fasern, aus denen die Kleidung hergestellt ist: Die synthetischen Fasern wie Nylon, Perlon, Dralon, Acryl, Trevira usw. führen zuweilen zu unerwünschten Hautreizungen, auf jeden Fall aber behindern sie die Hautatmung und den Wärmeaustausch. Auch können synthetische Stoffe ein elektrostatisches Störfeld herstellen.

Günstig für den Rheumakranken sind Wäsche und Kleidung aus Naturfasern (Baumwolle, Leinen) und tierischer Herkunft (Wolle, Seide). Die Wolle hat die natürliche Fähigkeit, zur Hautseite hin ein nahezu gleichmäßiges Klima zu schaffen und so den Wärme- und Feuchtigkeitshaushalt des Körpers nicht zu behindern. Andererseits ist das »Kratzen« mancher wollener Kleidung und Wäsche nicht jedermanns Sache. In diesem Falle ist natürlich auch ein gleichwertiger Ersatz durch die anderen Naturfasern gegeben.

Das geeignete Schuhwerk

Falsches Schuhwerk hat in vielen Fällen das Entstehen von Arthrosen und auch von entzündlichen rheumatischen Krankheiten gefördert. So können beispielsweise Schuhe mit hohen Absätzen eine Fehlstellung von Knie- und Hüftgelenken und damit Arthrose hervorrufen. Wasserdurchlässige Schuhe führen zu kalten Füßen, was wiederum Arthritis begünstigt.

Der ideale Schuh sollte den Fuß bequem einbetten, ohne die Bewegungsfreiheit zu beschränken. Er soll vor Kälte und Nässe schützen, aber die Ausdünstung der Füße möglich machen. Diese Idealschuhe sind leider selten käuflich zu erwerben, da die Schuhindustrie sich ständig neue Modetorheiten einfallen lassen muß, um ihre Umsätze zu steigern. Besonders die Damen sind da oft schlecht dran. Für sie gibt es fast gar keine gesunden Modelle, so daß gesundheitsbewußte Frauen zuweilen auf das Tragen von Herrenschuhen ausweichen. Aber dazu müssen sie sich erst von den Zwängen der Mode und der modebewußten Mitmenschen freimachen.

Der gute Schuh sollte sich dem Fuß anpassen. Dieser ist von hinten bis vorne nahezu gleich breit, vorne oft sogar noch etwas breiter. Doch wenn Sie Ihren Mitmenschen auf die Füße gucken, werden Sie ganz überwiegend Schuhe zu Gesicht bekommen, die vorne schmaler werden oder gar spitz zulaufen. Dies aber führt zu Deformationen der Zehen und durch das Zusammendrücken der Zehen auch zum Spreizfuß. Spreizfüße verändern die Dynamik des ganzen Bewegungsapparates bis zu den Hüften und begünstigen das Entstehen von Knie- und Hüftarthrosen.

Besonders deutlich treten die Modetorheiten bei den Absätzen zutage. Jeder Absatz widerspricht eigentlich der natürlichen Beschaffenheit des menschlichen Fußes, denn die ersten Menschen wandelten bekanntlich barfuß durch die Welt. Ein dauerndes Tragen von Schuhen mit hohen Absätzen führt dazu, daß der Fuß nach vorne rutscht und die Zehen zusammengepreßt werden. Auch dabei entstehen Spreizfüße mit den oben beschriebenen Folgen. Dazu kommt aber noch, daß die normale Verteilung des Gewichts, das auf den Füßen lastet, durch die hohen Absätze verhindert wird. Die Fuß- und Beinmuskeln verspannen sich. Was noch wichtiger ist: durch den hohen Absatz kippt das Becken nach vorne, es entsteht ein Hohlkreuz; die Bandscheiben werden unnötig belastet und können geschädigt werden.

Noch ein Wort zu den Einlagen: die meisten im Handel erhältlichen Einlagen sind falsch geschnitten und können ihre eigentliche Funktion, Fußdeformationen zu verhindern, nicht erfüllen. Besonders ist davon abzuraten, nach eigenem Gutdünken Einlagen im Schuhgeschäft oder in der Drogerie zu erstehen und in die Schuhe zu legen. Lediglich speziell nach Angaben des Arztes angefertigte Einlagen können nützlich sein.

Die einseitige Belastung beim Leistungssport

Ich habe bereits darauf hingewiesen, daß Bewegungsarbeit der Muskeln durchaus dem Rheuma vorbeugen kann. Dazu gehört auch eine maßvoll betriebene sportliche Betätigung, für die ich im nächsten Abschnitt einige Vorschläge unterbreiten werde. Man sollte jedoch auch nicht vergessen, daß viele Sportarten, vor allem wenn sie im Übermaß betrieben werden, die Gelenke einseitig belasten und oft zu frühzeitigen Schädigungen führen können.

Dazu gehört auch das schon im frühen Kinderalter als Leistungssport betriebene Geräteturnen, bei dem die Muskeln Haltearbeit verrichten müssen, die Wirbelsäule durch das Aufspringen aus großer Höhe belastet wird und viele Drehbewegungen durchgeführt werden. Oft sind hier schon frühzeitige Arthrosen und Wirbelsäulenschädigungen vorprogrammiert.

Aber auch das Tennisspielen (Ellenbogenschädigungen) und die Sprung- und Wurfwettbewerbe in der Leichtathletik sind nicht ungefährlich, da hier oft sehr schnelle und plötzliche Bewegungen verrichtet werden müssen und die Gelenke großen Belastungen ausgesetzt sind. Auch bei verschiedenen Ballspielen (Fußball, Handball, Volleyball) führt das häufige unkontrollierte Aufspringen auf den Boden leicht zu Schädigungen der Wirbelsäule und der Hüft- und Kniegelenke. Von den Verletzungsgefahren durch gegnerische Angriffe oder Stürze mal ganz abgesehen.

Gefährdet sind auch manche Freizeitsportler, die ihren Muskeln und Gelenken einfach zu viel zumuten. Z. B. kann das im Prinzip gesunde und in den letzten Jahren so beliebte Jogging Gift für die Gelenke darstellen, wenn es im Übermaß und auf zu hartem Untergrund betrieben wird.

Ähnliches gilt auch für das alpine Skilaufen: Die Knie werden einer Dauerbelastung ausgesetzt, plötzliche Bewegungen und Drehungen können, besonders wenn der Körper nicht durch ausreichende Gymnastik vorbereitet ist, Schädigungen der Gelenke und der Wirbelsäule verursachen.

Diese Warnungen sollen Sie aber keinesfalls von einer sinnvoll betriebenen sportlichen Betätigung fernhalten. Wie diese aussehen kann und wie wichtig sie für die Vorbeugung und auch die Behandlung rheumatischer Krankheiten sein kann, soll Ihnen der nächste Abschnitt zeigen.

Wer rastet, der rostet – nur Bewegung »ölt« die Gelenke

Nachdem lange Zeit die Auffassung vorherrschend war, daß erkrankte Gelenke der Schonung bedürfen, sind sich heute die Rheumaspezialisten weitgehend darin einig, daß auch für den Rheumakranken ständige Bewegung nötig ist, um auf Dauer die Beweglichkeit der Gelenke zu erhalten. Dies gilt sowohl für die degenerativen Gelenks- wie auch für die entzündlichen Rheumaerkrankungen.

Eine Ruhigstellung des Gelenks führt, wie man nach jeder Operation schnell bemerken kann, zu einem raschen Muskelschwund. Dadurch, daß die Muskeln dann dem Gelenk keine

Stütze mehr bieten können, wird es bei den notwendigen Bewegungen noch mehr belastet und weiter geschädigt.

Die Bewegung regt die Bildung neuer Gelenkschmiere an und fördert den Blutkreislauf und damit den raschen Abtransport von Schadstoffen aus den Gelenken. »Wer rastet, der rostet«, dieses Sprichwort scheint wie geschaffen, um dem Rheumakranken die Notwendigkeit der Bewegung vor Augen zu halten.

Der Arthrosekranke wird das Fehlen der Gelenkschmiere in seinem erkrankten Gelenk hören können, denn wie bei einem rostigen Metallscharnier macht sich ein deutliches Knirschen bemerkbar, wenn die einzelnen Gelenkteile aneinanderreiben.

Das heißt nun nicht, daß jede Bewegung und vor allem übertrieben viel Bewegung gut ist, wie wir schon bei unseren Betrachtungen über den Sport gesehen haben. Wenn bei der Bewegung ein verstärkter Schmerz auftritt, sollte man dies als ein Warnsignal auffassen, das anzeigt, wo im Augenblick die Grenzen der Belastbarkeit liegen.

Unterschieden werden muß auch noch zwischen Bewegungen mit und Bewegungen ohne Belastung des erkrankten Gelenks. Während die Bewegung ohne Belastung von allen Fachleuten einstimmig gutgeheißen wird, wird bei Bewegung mit Belastung des Gelenks von einigen naturheilkundlichen Ärzten zur Vorsicht geraten. Ich habe jedoch bei einem längeren Aufenthalt bei Dr. Yamauchi in Japan erfahren können, daß selbst extremes Belastungstraining, verbunden mit der von ihm erfundenen Kältebehandlung (siehe Seite 43 f.), dem Patienten nicht nur nicht geschadet, sondern auch bei Arthrosen erstaunliche Heilerfolge gebracht hat. Auf eigene Faust sollten Sie ein Belastungstraining, das über die Schmerzgrenze hinausgeht, jedoch besser nicht durchführen. Hier ist die Leitung eines erfahrenen Therapeuten empfehlenswert.

Im folgenden möchte ich nun auf einige Sportarten hinweisen, die zur Vorbeugung und Behandlung von Arthrosen Nützliches leisten können.

Schwimmen: Das Schwimmen eignet sich ausgezeichnet als Vorsorge gegen rheumatische Beschwerden, vor allem bei Rükkenbeschwerden und Kniearthrosen, aber auch beim chronischen Gelenkrheumatismus, wenn nicht gerade akute entzündete Schübe vorliegen.

Es kommen mehrere Wirkungen zusammen, die das Schwimmen zu einem derart ausgezeichneten Heil- und Vorbeugungsmittel machen: So kann die Kälte des Wassers den Stoffwechsel anregen, ebenso der erhöhte Sauerstoffverbrauch bei der Bewegung im Wasser. Insbesondere werden jedoch die Muskeln bei fast völliger Entlastung von der Schwerkraft trainiert. Rücken- und Bauchmuskeln werden gestärkt und damit die Gelenke bei ihrer Tätigkeit gestützt.

Das Schwimmen kann durchaus bei einer normalen Schwimmbadtemperatur von etwa 22 °C durchgeführt werden. Wärmeres Wasser, wie man es besonders in Thermalbädern antrifft, eignet sich für gymnastische Übungen im Wasser, der stoffwechselanregende Effekt des kalten Wassers geht aber dabei verloren.

Es muß noch ein Wort zur Schwimmlage gesagt werden. In Deutschland ist traditionell das Brustschwimmen am meisten verbreitet, obwohl es eine vergleichsweise unnatürliche Fortbewegungsart im Wasser darstellt. Vor allem bei Wirbelsäulenschäden kann das Brustschwimmen sogar schädlich sein, denn es fördert die Bildung eines Hohlkreuzes und Hohlnackens, da man den Kopf immer aus dem Wasser heben muß. Nach Möglichkeit ist dem Kraul- oder noch besser dem Rückenschwimmen der Vorzug zu geben.

Vor dem Schwimmen empfiehlt es sich, ein paar gymnastische Übungen zum »Aufwärmen« der Muskulatur durchzuführen. Nach dem Schwimmen sollte die nasse Bekleidung sofort gegen trockene eingetauscht werden. Beachtet man die Hinweise, stellt das Schwimmen eine unübertroffene Möglichkeit zum Muskeltraining und zur Bewegung der Gelenke ohne Belastung dar, die bei allen Wirbelsäulenschäden, Knie- und Hüftarthrosen unbedingt genutzt werden sollte.

Unterwassergymnastik: Die Unterwassergymnastik wird meist bei Wassertemperaturen von 28 °C bis 35 °C durchgeführt. Solch warmes Wasser findet sich in besonderen Therapiezentren größerer Städte sowie in vielen Thermalbadeorten. Meist sind Krankengymnastinnen oder Physiotherapeuten anwesend, die mit einzelnen Gruppen Rheumakranker Übungen durchführen. Hat man die Übungen einmal gelernt, ist es auch möglich, sie allein zu betreiben. Ich möchte Ihnen jedoch auf alle Fälle vorschlagen, sich einer Gruppe anzuschließen, denn gerade der Kontakt mit anderen Menschen, die sich in einer ähnlichen Lage befinden, kann hilfreich sein.

Radfahren: Besonders bei degenerativen Gelenkerkrankungen stellt Radfahren eine ausgezeichnete Übung dar. Durch die Bewegung wird der Blutkreislauf und der Stoffwechsel angeregt, die Bein- und Rückenmuskulatur wird gekräftigt und die Gelenke, besonders die Kniegelenke, werden bewegt, aber längst nicht so belastet, wie das beim Gehen oder Laufen der Fall ist. So ist besonders zur Vorbeugung und Therapie der Kniearthrose das tägliche Radfahren zu empfehlen.

Nicht in gleichem Maße geeignet ist Radfahren bei entzündlich-rheumatischen Prozessen, da unter Umständen die Zugluft Verkühlungen herbeiführen kann. Auf jeden Fall ist für eine Bekleidung zu sorgen, die den Wind abhält.

Skilanglauf: Der Skilanglauf hat in den letzten Jahren einen großen Aufschwung erfahren, wozu auch die Werbung der Fremdenverkehrsverbände und der Sportartikelindustrie einen Teil beigetragen hat.

Sie sollten versuchen, diese Sportart zu betreiben, die sowohl zur Vorbeugung wie auch zur Therapie rheumatischer Krankheiten ausgezeichnet geeignet ist.

Die Wirkungsweise des Skilanglaufs ist eine doppelte. Einmal fördert die Bewegung in der kalten Luft die Abhärtung, regt Blutgefäße und Stoffwechsel an, zum anderen stellt der Skilanglauf ein ausgezeichnetes Bewegungstraining für nahezu alle Muskeln dar, egal ob es sich nun um Schulter-, Arm-, Rücken- oder Beinmuskeln handelt.

Besonders vorteilhaft ist der Skilanglauf bei Erkrankungen der Wirbelsäule, da hier der gesamte Rücken rhythmisch und gleichmäßig durchtrainiert wird, ohne daß die Wirbelsäule – wie beim normalen Laufen – ständigen Stößen ausgesetzt wird.

Außerdem ist diese Sportart auch bei Hüft- und Kniearthrosen angebracht, weil durch die Gleitwirkung die senkrechten Stöße auf das Knie und die Hüften, wie sie beim Laufen und Gehen auftreten, vermieden werden.

Bei Arthrosen im Schultergelenk kann durch die gleichmäßige rhythmische Armbewegung die Beweglichkeit der Gelenke außerordentlich gefördert werden.

Natürlich sollte man den Skilanglauf in relativ flachem Gelände und in angelegten Loipen (Laufspuren) durchführen. Größere Abfahrten mit der Gefahr von Stürzen und plötzlich notwendigen ruckhaften Bewegungen und Verdrehungen der Gelenke sind zu vermeiden.

Weitere Freizeitsportarten: Auch wer die oben genannten Sportarten wie Radfahren oder Skilanglauf aus Altersgründen oder wegen der zu weit fortgeschrittenen Krankheit nicht mehr ausüben kann, sollte sich dennoch immer im klaren sein, daß auch nur ein wenig Sport immer noch besser ist als gar keine Bewegung und gar keine sportliche Betätigung. Ich möchte jedem Menschen, der von Rheuma bedroht ist oder an Rheuma leidet, ans Herz legen, auf eigene Faust oder in einer Gruppe Gleichgesinnter Sport zu treiben, sei es Ausgleichsgymnastik, »Altersturnen« oder auch »nur« Kegeln. Die fröhliche Geselligkeit in der Gruppe kann oft die durch die Erkrankung bedingten trüben Gedanken vertreiben. Die Gruppe kann Ihnen auch die nötige Anerkennung geben, wenn die Beweglichkeit Ihrer Gelenke sichtbare Fortschritte gemacht hat, und sie zu weiterem Üben ermuntern.

Die tägliche Gymnastik als Mittel zur Vorbeugung und Therapie

Grundlage jeder körperlichen Betätigung und das allerwichtigste Vorbeugungs- und Heilmittel bei rheumatischen Erkrankungen stellt die Gymnastik dar. Sie sollte regelmäßig, am besten täglich, betrieben werden. Nur dann werden die Gelenke genügend »geschmiert«, die Halte- und Stützmuskeln des Körpers gekräftigt und die Beweglichkeit und Durchblutung gefördert. Schon eine Ruhepause von wenigen Tagen kann die Muskeln wieder schwinden lassen, wie man nach einer Operation oder einer Krankheit mit Bettlägerigkeit leicht sehen kann. Der Erfolg von mehreren Monaten Gymnastik kann wieder verlorengehen, wenn die Pause zu lang ausgedehnt wird. Die Notwendigkeit der täglichen Gymnastik stellt sich um so mehr, als das Berufsleben und auch das Freizeitleben vieler Menschen ausgesprochen bewegungsarm abläuft oder nur einseitige Bewegungen erfordert.

Es ist günstig, wenn man die gymnastischen Übungen an frischer Luft, zumindest jedoch bei geöffnetem Fenster durchführt, damit die Sauerstoffversorgung der Muskeln gewährleistet wird. Der dabei in der kalten Jahreszeit auftretende Temperaturreiz bietet eine zusätzliche Heilwirkung. Zu Beginn der Übungen sollte man entspannt sein, der Körper darf nicht ausgekühlt sein. Daß ein voller Bauch bei den Übungen hinderlich ist, versteht sich fast von selbst.

Die folgenden Übungen kann man ohne Sportgeräte durchführen. Lediglich eine dünne Matte auf dem Boden ist bei einigen Übungen empfehlenswert. Die Sportkleidung sollte nicht beengend sein, den Körper auch in Pausen nicht auskühlen lassen und den Schweiß aufsaugen. Spezielle Gymnastikkleidung, wie sie von der Sportartikelindustrie angeboten werden, ist nicht unbedingt vonnöten. Ein einfacher Trainingsanzug aus Naturfasern und Unterkleidung aus Baumwolle genügen vollkommen.

Es gibt verschiedene Typen gymnastischer Übungen, die nicht alle gleich für die Rheumagymnastik geeignet sind. Nützlich sind Muskelentspannungsübungen, Lockerungsübungen und Dehnübungen, die die Bewegungsarbeit der Muskeln fördern und somit sowohl kräftigend wie stoffwechselanregend sind. Daneben stehen die Kräftigungs- und Halteübungen, bei denen die Stoffwechselwirkung zu kurz kommt. Sie sind dort notwendig, wo das Stützkorsett des Körpers, die Haltemuskulatur des Rumpfes und des Rückens gekräftigt werden soll. Reine Schnellkraftübungen mit plötzlichen Bewegungen sollten wir den aktiven Leistungssportlern überlassen, für Rheumakranke können sie Gift sein.

Eine einfache Form der gymnastischen Übungen stellen die sogenannten *isometrischen Übungen* dar. Dabei werden die Muskeln angespannt, ohne daß eine Bewegung nachfolgt. Die Muskeln leisten also reine Haltearbeit ohne Bewegung. Es ist also klar, daß dabei die Abfallprodukte nicht genügend weggeschafft werden und die Blutzirkulation nicht ausreichend in Gang kommt. Isometrische Übungen sollten daher stets mit Lockerungsübungen verbunden werden. Ihr Vorteil liegt vor allem darin, daß sie praktisch an jedem Ort, fast zu jeder Zeit ohne besondere Mittel und Kleidung, also auch am Arbeitsplatz durchgeführt werden können und dennoch eine Kräftigung der Muskeln bewirken.

Bei den isometrischen Übungen werden die Muskeln etwa zwei bis drei Sekunden lang angespannt, dann folgt eine Pause von etwa einer Minute, dann erneute Anspannung, erneute Pause und zum dritten Mal eine Anspannung. Anschließend sollte man die Muskeln lockern. Es ist unbedingt darauf zu achten, daß auch während der Anspannungsphasen gleichmäßig weitergeatmet wird. Im folgenden soll eine einfache isometrische Übung für die Stärkung der Arm- und Schultermuskulatur beschrieben werden:

1. Bei dieser Übung sollten Sie sich locker hinstellen und die Arme in Schulterhöhe waagrecht nach vorne strecken. Die Handflächen werden nach innen gedreht und aneinandergelegt. Dann preßt man sie fest zwei bis drei Sekunden aneinander. Nach der einminütigen Pause erfolgt die Wiederholung, nach einer erneuten Pause die dritte Anspannungsphase.

2. Die zweite Übung stellt praktisch eine Umkehrung der ersten dar. Wieder strecken Sie die Arme in Schulterhöhe nach

vorne. Diesmal aber verhaken Sie die Hände mit den Fingern ineinander und versuchen sie mit Anspannung auseinanderzuziehen. Auch hier erfolgt eine zweimalige Wiederholung.

Entspannung: Hierzu stellen Sie sich mit leicht vorgebeugtem Rumpf hin und lassen die Arme entspannt hängen. Die Schultern werden nun locker ausgeschüttelt.

Aus der Vielzahl möglicher gymnastischer Übungen möchte ich Ihnen nur eine kleine Auswahl vorstellen, um Sie nicht mit endlosen Beschreibungen zu langweilen. Weitere Übungen lassen sich aus den im Handel befindlichen Büchern entnehmen. Empfehlenswert ist die Teilnahme an einem Gymnastikkurs für Rheumakranke oder für ältere Menschen. Gemeinsames Turnen macht Freude und spornt an.

Dehnungs- und Bewegungsübung für den Schulter- und Armbereich – das »Armkreisen«: Hierzu nehmen Sie eine entspannte aufrechte Stellung ein. Die Beine sollten leicht gegrätscht sein. Nun strecken Sie den linken Arm senkrecht nach oben, den rechten Arm strecken Sie parallel zum Oberschenkel nach unten. Die Arme stellen nun gleichsam die Windmühlenflügel dar, die Sie nun in kreisende Bewegung versetzen. Dabei sollten Sie darauf achten, daß die Mühlenflügel (Arme) sich möglichst senkrecht drehen, also nicht nach außen und auch nicht vor dem Körper bewegt werden. Nach etwa 10 Sekunden sollten Sie die Arme ausschwingen lassen, und die Richtung des Kreisens ändern (Rückwärtskreisen statt Vorwärtskreisen).

Übung zur Kräftigung der Rumpfmuskulatur, der Bauch- und Rückenmuskeln: Eine Kräftigung der Rumpfmuskulatur einschließlich der Bauch- und Rückenmuskeln ist unerläßlich zur Vorbeugung und Therapie aller rheumatischen Erkrankungen der Wirbelsäule, denn diese Muskeln bilden eine Art Stützkorsett für die Wirbelsäule und tragen wesentlich zu deren Entlastung bei, und zwar um so mehr, je besser sie ausgebildet sind. Diese Muskeln lassen sich am besten mit statischen Halteübungen kräftigen. Es ist zu beachten, daß bei der im folgendenen beschriebenen und bei ähnlichen Übungen stets gleichmäßig durchgeatmet wird.

Bei der Grundübung legt man sich flach auf den Fußboden oder auf eine dünne Matte. Dabei sollte man zunächst eine entspannte Rückenlage einnehmen und ruhig durchatmen. Die Beine sollen geschlossen nebeneinander liegen. Nun hebt man beide Beine parallel etwa 30 cm in die Höhe und versucht, sie einige Sekunden in dieser Höhe zu halten. Danach senkt man die Beine ebenso langsam wieder parallel zueinander zu Boden, ruht einige Sekunden aus und wiederholt die Übung noch zweimal. Diese Übung stellt einen Test dar, inwieweit die Bauchmuskeln und Beugemuskeln der Hüfte noch ihre Funktion ausüben können. Gibt es größere Schwierigkeiten, besteht die Gefahr, daß die Hüftgelenke auch bei normalem Gebrauch einem erhöhten Verschleiß unterliegen. In diesem Fall müssen diese und ähnliche »Bauchmuskelübungen« täglich durchgeführt werden.

Bewegungsübung zur Stärkung der Rumpfmuskulatur, der Beweglichkeit von Knien und Hüften – das »Radfahren«: Bei dieser bekannten Übung legt man sich auf eine Matte oder den Fußboden. Weniger empfehlenswert ist es, diese Übung im Bett durchzuführen, wie es oft geschieht. Zu Beginn der Übung legt man sich entspannt auf den Rücken und streckt die Arme seitwärts weg. Nun hebt man Beine und Hüften an und führt mit den Beinen kreisende radfahrähnliche Bewegungen aus. Wie beim »Windmühlenkreisen« der Arme ist auch hier darauf zu achten, daß das beschriebene Rad nicht »eiert«, sondern daß regelmäßige kreisende Bewegungen in senkrechter Achse zum Körper ausgeführt werden. Nach spätestens einer Minute sollte eine Pause erfolgen, bis die Übung ein zweites Mal durchgeführt werden kann. Es kommt dabei stets auf die Gleichmäßigkeit – und nicht auf die Schnelligkeit der Bewegungen an.

Übung zur Verbesserung der Beweglichkeit von Hüfte und unteren Rückenmuskeln – das »Rumpfkreisen«: Hierbei stellt man sich aufrecht mit leicht gespreizten Beinen hin und stemmt beide Arme in die Hüfte. Dann beginnt man aus der Hüfte heraus eine kreisende Bewegung, wobei der Oberkörper aufrecht und die Beine fast gestreckt bleiben sollen. Diese Übung läßt sich abwechselnd vorwärts und rückwärts ausführen (jeweils 15–20 Sekunden).

Übung zum Test und zur Förderung der Beweglichkeit der Rumpf- und der Hüftmuskulatur – das »Bodenberühren mit den Händen bei gestreckten Beinen«: Hierbei stellen Sie sich mit durchgestreckten Beinen aufrecht hin. Daraufhin beugen Sie den Oberkörper nach vorn und nach unten und versuchen bei ausgestreckten Armen mit den Fingern den Boden zu berühren. Die Beine müssen dabei gestreckt bleiben. Wem dies gelingt, der hat in der Regel eine noch gut ausgeprägte Muskulatur, was jedoch bei Rheumakranken leider oft nicht mehr der Fall ist. Man kann diese Muskulatur folgendermaßen trainieren: Sie setzen sich auf einen Hocker und versuchen nun aus der sitzenden Haltung heraus mit den gestreckten Armen und Händen zum Boden zu gelangen. Nach etwas Üben wird dies möglich sein. Kommt man mit den Händen an den Fußboden, so hebt sich gleichzeitig auch das Gesäß vom Stuhl ab, und man nähert sich der stehenden Haltung an. Nach einiger Übung wird man dann soweit sein, daß man auch noch den »Rest« schafft und aus dem Stand mit den Fingerspitzen den Boden berühren kann. Es gibt kaum eine Übung, bei der man den Erfolg so deutlich erkennen kann.

Übungen zur Förderung der Beweglichkeit der Kniegelenke: Bei der Knie- und Hüftarthrose sollten auf jeden Fall stoßartige, plötzliche Bewegungen vermieden werden, ebenso einseitige und unnatürliche Belastungen des Knies. Entgegen der Meinung, daß Kniebeugen schädlich sein sollen, habe ich in der japanischen Rheumaklinik von Dr. Yamauchi gesehen, daß die Patienten durch ausgiebiges Durchführen dieser Übung – im Rahmen eines ausgewogenen Gymnastik-Programmes – ihre Knie- und Hüftbeschwerden wesentlich bessern konnten. Voraussetzung dabei war nur, daß diese Übung nicht »freihändig« durchgeführt wurde, sondern der Patient sich mit den Armen abstützte.

Eine weitere Übung besteht darin, daß man sich auf die Kante eines Tisches setzt (Festigkeit prüfen!) und mit dem freien Bein schwingende Bewegungen durchführt. Diese Bewegungen sollten gradlinig parallel zur Tischkante verlaufen und nicht in unregelmäßige Kreisbewegungen ausarten. Nach einer Minute empfiehlt es sich, die Tischseite zu wechseln und das andere Bein schwingen zu lassen. Beim Schwingen sollten die Beine nicht gestreckt sein, sondern, um die Beweglichkeit des Knies zu fördern, die Unterschenkel sollten mitschwingen.

Übung zur Förderung der Hals- und Nackenmuskulatur – das »Kopfkreisen«: Zu dieser Übung nehmen Sie wieder eine entspannte aufrechte Stellung ein. Die Arme werden am besten in die Hüfte gestützt. Der Kopf wird aufgerichtet, so daß die Augen gerade nach vorne sehen. Dann versetzen Sie den Kopf in eine langsame kreisende Bewegung, der Kreis sollte möglichst groß sein, jedoch darf der Oberkörper nicht mitbewegt werden. Nach einer halben Minute etwa sollte die Richtung des Kreisens gewechselt werden.

Gymnastische Übung zur Förderung der Beweglichkeit der »kleinen Glieder« (Finger, Zehen): Am besten eignet sich das Kneten von Knetmasse, wie sie die Kinder zum Spielen haben. Zuweilen wird in neuerer Zeit speziell für Rheumakranke auch das Kneten von warmem Sand empfohlen. Eine hilfreiche und zugleich nützliche Finger-(nicht Zehen-)Übung ist das Kneten des Vollkornteiges beim Backen von Brot und Brötchen (siehe Seite 90ff.). Diese Übung kann von Frauen und Männern gleichermaßen durchgeführt werden.

Das »Anti-Rheuma-Denken«

Eine wichtige Methode der Vorbeugung von Rheuma und vielen anderen Krankheiten einschließlich Kreislauferkrankungen und Krebs ist es, zu versuchen, dem Leben einen Sinn abzugewinnen. Man sollte Menschen finden, die man lieben kann, Dinge finden, an denen man sich freuen kann. Dies müssen keineswegs teure Gegenstände sein, die man käuflich erwirbt.

Sie werden mir vielleicht entgegenhalten, daß die Menschen nun mal verschieden sind, daß es Optimisten gibt, die immer nur lächeln, und Pessimisten, die selbst beim Sonnenschein schauen wie »drei Tage Regenwetter« und mit nichts zufrieden sein können. Aber kein Mensch ist festgelegt, kein Charakter unveränderlich.

Versuchen Sie einmal, sich einen Wunsch zu erfüllen, sich auch etwas zu gönnen, sich zu freuen und an einem schönen Augenblick zu verweilen, ohne daß schlechtes Gewissen Sie plagt. Dann haben Sie schon den Anfang gemacht zu einer positiven Einstellung gegenüber dem Leben.

Versuchen Sie die Natur zu beobachten und zu verstehen, die äußere und die innere Natur, die nicht völlig voneinander getrennt sind, sondern in einem ständigen Austausch miteinander stehen. Versuchen Sie zur Natur, zu sich selbst und zu Ihren Mitmenschen ein positives Verhältnis zu gewinnen und keinen dieser Punkte auf Kosten eines anderen zu vernachlässigen.

Denken Sie daran, daß die psychische Verfassung des Rheumapatienten ganz wichtig ist. Bei jedem Rheumapatienten, der eine negative Lebenseinstellung hat, kann sich die Krankheit sehr schnell verschlechtern. Anders herum kann aber auch eine positive Lebenseinstellung, also positive Gedankenführung, die Krankheit und damit die Lebensqualität verbessern. Wer schon morgens mit schlechten Gedanken aufsteht und sich einredet, daß es ihm heute wieder schlechtgehen wird, dem wird auch so geschehen. Er wird einen Tag mit Schmerzen und Unbeweglichkeit verbringen. Wer sich beim Lesen dieses Buches nun von vornherein innerlich gegen die guten Ratschläge wehrt, dem wird auch nicht geholfen werden können. Denn eines ist ganz klar: Wer fest davon überzeugt ist, daß ihm keine Behandlung mehr helfen kann, daß nichts auf der Welt sein Rheuma lindert oder gar heilen kann, dem wird auch keine Behandlung Hilfe bringen können.

Schon seit langem ist bekannt, daß nichts stärker im Menschen ist als sein eigenes Denken, also sein Unterbewußtsein. Wer sein Unterbewußtsein negativ beeinflußt, verschließt sich allen guten Gedankenströmen. Nichts wird ihm helfen können. Der alte christliche Lehrsatz »Der Glaube versetzt Berge« bekommt hier Bestätigung.

Wenn Sie Ihre Gedanken positiv steuern, wenn Sie sich selbst positiv beeinflussen, werden Sie schon bald merken, daß Sie auf dem Weg der Heilung sind. Gehen Sie abends mit dem festen Vorsatz schlafen: »Morgen, wenn ich aufstehe, geht es mir besser. Den ganzen Tag wird es mir morgen wesentlich bessergehen.«

Wenn Sie dann morgens aufwachen, so erinnern Sie sich als erstes wieder an diese Worte, und formulieren Sie sie neu. Hämmern Sie Ihrem Unterbewußtsein ein: »Heute geht es mir gut, den ganzen Tag wird es mir gutgehen.« Wenn Sie Ihr Unterbewußtsein und damit Ihren Körper davon überzeugen können, wird es auch so sein!

Natürlich wird nicht in den ersten paar Tagen Wirklichkeit werden, was Sie sich vornehmen, was Sie Ihrem Unterbewußtsein einreden. Ihr Unterbewußtsein braucht schon eine gewisse Zeit, um positive Gedanken zu verarbeiten. Jahrelange Forschungen haben gezeigt, daß positives Denken aber schon nach einigen Wochen, in der Regel etwa nach einem Monat, tatsächlich seine Wirkung bringt. Was steht Ihnen also noch im Wege? Programmieren Sie Ihre Gedanken auf positiv! Stellen Sie sich jetzt und von nun an ständig vor, daß es Ihnen ab sofort immer bessergehen wird. Daß es Ihnen jeden Tag immer bessergehen wird. Stellen Sie sich das jeden Abend vor, und stellen Sie sich das jeden Morgen vor! Und glauben Sie mir, Sie werden merken, daß es Ihnen tatsächlich bessergeht!

Diese »Anti-Rheuma-Gedanken« haben eine enorme Kraft, eine unwiderstehliche Macht!

Deshalb: verzagen Sie nicht! Sie werden es erleben, Ihre Gedanken siegen und werden das Unterbewußtsein überzeugen! Und das Unterbewußtsein beeinflußt dann Ihr Bewußtsein. Die Folge davon ist klar und unausweichlich: Das, was Sie wollen und in Gedanken ständig formulieren, wird geschehen!

Natürlich ist mir klar, daß Pessimisten, Depressive und an Lebenskraft geschwächte Rheumatiker über einen derartigen Rat nur skeptisch lächeln werden. Aber genau das ist grundfalsch. Glauben Sie mir, Sie müssen nicht verzweifeln! Probieren Sie dieses Rezept aus! Versuchen Sie es nicht nur einen einzigen Tag, sondern ein paar Wochen, ein paar Monate. Konzentrieren Sie sich voll darauf, und lassen Sie sich durch nichts davon ablenken. Gönnen Sie Ihrem Unterbewußtsein die Zeit, um diese Gedanken zu verarbeiten. Geben Sie Ihrem Körper die Zeit, diese Gedanken in die Tat umzusetzen. Stellen Sie sich ständig – und möglichst plastisch und bildhaft vor – was Sie erreichen wollen.

Halten Sie sich folgendes Bild vor Augen: Sie stehen an einer Weggabelung, links geht es weiter auf dem Weg der Krankheit, des rheumatischen Leidens, der Schmerzen. Der rechte Weg führt zur Heilung. Stellen Sie sich fest vor, daß Sie auf dem rechten Weg – im wahrsten Sinne des Wortes – weitergehen werden. Stellen Sie sich das jeden Tag vor, und lassen Sie in Ihrem Unterbewußtsein nur noch einen Gedanken zu: Es geht mir von Tag zu Tag immer besser. Es wird mir immer bessergehen!

Glauben Sie fest daran! Denken Sie immer nur an Ihre Heilung! Seien Sie sicher, Sie werden geheilt werden. Auch ein Zweifler wird überzeugt!

Je mehr Ihr Denken geschult wird, desto stärker wird die Kraft Ihrer Gedanken werden. Durch intensives, positives Denken werden Sie Gedachtes Wirklichkeit werden lassen. Und in Verbindung mit den in diesem Buch genannten natürlichen Heilmethoden werden diese positiven Gedanken einen wesentlichen Beitrag zur Heilung Ihres Rheumaleidens leisten!

Das Therapieprogramm für zu Hause

Das Heilmittel Nummer eins – richtiges Essen und Trinken

Die Vollwertkost als wirksame Anti-Rheuma-Kost

Es findet sich heute kaum eine Zeitschrift, die den Lesern und vor allem den Leserinnen nicht irgendeine Diät anbietet, vor allem gegen tatsächliches oder vermeintliches Übergewicht, aber auch gegen Zivilisationskrankheiten wie Rheuma.

Es steht außer Zweifel, daß die meisten rheumatischen Krankheiten zum großen Teil zu den ernährungsbedingten Zivilisationskrankheiten zu rechnen sind. Ebenso wie der Herzinfarkt oder Gallen- und Leberleiden. Am bekanntesten ist der Zusammenhang zwischen Ernährung und Krankheit zweifellos bei der Gicht.

Dennoch möchte ich Ihnen jetzt keine »Diät« im herkömmlichen Sinne empfehlen, wie Sie sie aus Zeitschriften oder Büchern kennen – eine Diät, bei der bestimmte Nahrungsmittel »verboten« sind, andere empfohlen werden, die Menge ständig mit der Waage kontrolliert werden muß und die Zeitdauer begrenzt ist. Mit einer solchen Diät wird es Ihnen ähnlich gehen wie bei der reinen Symptombehandlung mit Medikamenten. Solange sie befolgt wird, zeigt sie positive Wirkungen, die Beschwerden werden gelindert. Nach Beendigung der Diät und einem Rückfall in die alten Eßgewohnheiten tritt die Krankheit sofort wieder auf, wie das Beispiel Gicht überdeutlich zeigt.

Da Rheuma aber eine Erkrankung des gesamten Organismus ist, muß statt einer begrenzten Diät eine Umstellung der gesamten Lebens- und vor allem Eßgewohnheiten erfolgen, will man dauerhaften Erfolg sehen. Statt einen vom Diätassistenten oder der Diätassistin sorgfältig ausgeklügelten Speiseplan sklavisch zu befolgen, sollte man neue Eßgewohnheiten erlernen und manche ebenso liebgewonnene wie krankmachende Gewohnheit aufgeben.

Das klingt furchterregend. Soll nun das ganze Leben fortan

von Verboten und Kontrollen begleitet sein? Dem ist keineswegs so. Wer einmal den Weg einer Ernährungsumstellung gegangen ist, wird nach einiger Zeit überhaupt kein Verlangen mehr nach schädlichen Speisen und Getränken spüren. Das ist der Unterschied zur herkömmlichen Diät, wo gerade die »verbotenen Früchte« am besten schmecken und immer wieder das Verlangen geweckt wird, daß man schon am Anfang der Diät ihr Ende herbeisehnt, um wieder einmal »richtig zulangen« zu können.

Die Vollwertkost, die ich an Stelle einer Diät empfehle, ist auch keine spezielle »Anti-Rheuma-Kost«, sondern ebenso wirksam bei der Bekämpfung anderer Zivilisationskrankheiten wie Arterienverkalkung, Herzinfarkt, Karies, Paradentose, Gallen-, Leber- und Magenleiden. Und sie bringt so ganz nebenbei eine langsame, aber deutliche Reduzierung des Übergewichts mit sich, ohne daß irgendwelches Kalorienzählen ansteht. Es gilt nur, ein paar allgemeine Prinzipien zu verstehen und anzuerkennen. Werden diese beachtet, kann man seine Nahrung nach Belieben zusammenstellen.

Die Vollwertkost beruht auf dem einfachen Grundsatz, möglichst nur vollwertige, das heißt naturbelassene Nahrungsmittel zu verwenden und industriell verarbeitete Nahrungsmittel zu meiden. Nur dadurch ist gesichert, daß dem Körper stets genügend *Vitalstoffe* zur Verfügung stehen. Zu den Vitalstoffen gehören Vitamine, Mineralstoffe und Spurenelemente ebenso wie Enzyme. Diese lebenswichtigen Stoffe werden durch die industrielle Verarbeitung der Nahrungsmittel (von Lebensmitteln läßt sich hier gar nicht mehr sprechen) weitgehend zerstört. Die Folge ist zunächst einmal, daß der Organismus versucht, sich diese notwendigen Lebensstoffe aus körpereigenen Reserven zu besorgen. Er »zapft« dazu die nicht unbedingt lebenswichtigen Organe an, also zuerst das Bindegewebe des Bewegungsapparats, das Skelett, die Zähne. Die Folgen sind unter anderem dann Erkrankungen des rheumatischen Formenkreises.

So sind rheumatische Krankheiten also auch immer ein Warnzeichen dafür, daß dem Körper lebenswichtige Stoffe fehlen und daß bald, wenn keine Abhilfe geschaffen wird, auch lebenswichtige Organe bedroht sind.

Um nicht falsche Hoffnungen zu wecken, muß ich Ihnen sagen, daß eine Ernährungsumstellung auf Vollwertkost, so segensreich sie sich auch auswirken mag, natürlich keine Schädigungen an Knochen und Gelenken, die als Folge jahre- und jahrzehntelanger Fehlernährung eingetreten sind, wieder rückgängig machen kann. Bereits verformte Gelenke können auch bei gesunder Ernährung nicht mehr voll funktionstüchtig werden, doch kann durch die Umstellung auf Vollwertkost ein weiteres Voranschreiten der Arthrose ebenso verhindert werden, wie auch eine Linderung der Schmerzen erreicht werden kann.

Eine frühzeitige Gewöhnung an Vollwertkost, möglichst schon im Kindesalter, kann jedoch das Entstehen von Arthrosen und anderen rheumatischen Erkrankungen im späteren Lebensalter unterbinden. So kann auch eine frühzeitige Aufklärung über gesunde Ernährung manch jungen Menschen vor unnötigem späteren Leid bewahren.

Im folgenden soll nun erklärt werden, was unter naturbelassenen und unter industriell verarbeiteten Nahrungsmitteln im einzelnen zu verstehen ist. Zwischen diesen beiden Extremen gibt es verschiedene Zwischenstufen, die der bekannte Ernährungswissenschaftler Professor Kollath in einem System dargestellt hat. Dieses System möchte ich Ihnen nun einmal am Beispiel des Gemüses verdeutlichen:

1. Stufe: Natürliches Gemüse ist in dem Zustand, wie es geerntet wird, am frischesten.

2. Stufe: Eine mechanische Veränderung des Gemüses, eine teilweise Zerstörung der Zellen, erfolgt bereits beim Zerkleinern durch Schneiden oder Reiben, doch bleiben hierbei die Vitalstoffe noch voll erhalten.

3. Stufe: Auch die fermentative Veränderung, wie sie etwa bei der Verwandlung von frischem Weißkraut in Sauerkraut eintritt, läßt die meisten Vitalstoffe noch voll zur Geltung kommen. Dies gilt natürlich nur für rohes Sauerkraut, das nicht konserviert aus der Dose genommen wird.

4. Stufe: Beim Erhitzen werden die Vitamine weitgehend zerstört, und zwar um so mehr, je länger die Nahrungsmittel gekocht werden. So empfiehlt es sich, wenn man das Gemüse nicht roh verzehren möchte, es nur kurz in speziellen Edelstahltöpfen unter Dampf zu garen. Das Gemüse sollte noch »Biß« haben. Die in Deutschland traditionell übliche Zubereitungsart (Weichkochen des Gemüses in einer Mehlsoße) sollte unterbleiben, will man noch etwas von den Vital-(und auch Geschmacks-)Stoffen retten.

5. Stufe: Völlig wertlos ist schließlich die industrielle Verarbeitung des Gemüses zur Konservierung in Dosen. So behandeltes Gemüse wird nicht nur in vielen Gaststätten angeboten, sondern leider auch in vielen Privathaushalten verwendet. Diese Konserven sind nicht nur aus ernährungswissenschaftlicher Sicht völlig wertlos, sondern enthalten auch noch eine größere Menge von Kochsalz und meist auch Industriezucker. Von verschiedenen chemischen Konservierungsstoffen, Farbstoffen, Geschmacksverstärkern usw. mal ganz abgesehen. Sie sind nicht nur nutzlos, sondern auch gesundheitsschädlich.

Es empfiehlt sich also, Gemüse möglichst roh zu verzehren. Wer es besonders gut mit seinem Körper meint, sollte darüber hinaus auch versuchen, Gemüse einzukaufen, das nicht mit chemischen Mitteln behandelt wurde (Dünger, Unkraut- und Insektenvertilgungsmittel) oder aus chemisch präpariertem Saatgut stammt. Reformhäuser und Naturkostläden führen solches Gemüse. Leider trägt die Luftverschmutzung dazu bei, daß auch diese biologisch angebauten Gemüse nicht mehr ganz frei von Schadstoffen sein können, wie auch das Gemüse aus dem eigenen Garten durch die Luft vergiftet wird. So kann man Blattsalate heute schon gar nicht mehr guten Gewissens empfehlen, da sie zwangsläufig Schwermetalle wie Blei oder Cadmium aus der Luft aufgenommen und gespeichert haben. Auch natürlich gewachsene Pilze sind durch Umweltschadstoffe schon gesundheitsschädlich geworden.

Das tägliche Brot: Im allgemeinen werden heute für das Brot, das man beim Bäcker kauft (mit Ausnahme des Vollkornbrotes), wie auch für die Kuchen, sogenannte Auszugsmehle verwendet, das heißt Mehle, in denen die Randschichten der Getreidekörner nicht mehr vorhanden sind. Aber gerade diese Randschichten, die man heutzutage lieber dem Vieh verfüttert, enthalten die wertvollen Vitalstoffe. Die übrigen Teile des Korns sind nahezu wertlos. Diese Randschichten enthalten besonders viel wertvolles Vitamin B_1, das Stoffwechselstörungen und Nervenüberreizungen vorbeugt. Da dieses Vitamin sonst kaum vorkommt, entsteht bei überwiegender Verwendung von Auszugsmehlen leicht ein Vitamin-B_1-Mangel. Natürlich sind auch alle anderen Backwaren, die mit Auszugsmehlen hergestellt werden, ebenfalls aller »Ballaststoffe« beraubt. Ein Mangel an Ballaststoffen aber führt leicht zur Darmträgheit, also auch zur verminderten Ausscheidung von rheumafördernden Giftstoffen.

Sie sollten also anstelle von Weißbrot (mit weißem Auszugsmehl) und Graubrot (mit dem grauen Roggenauszugsmehl) lieber auf Brotsorten umsteigen, die noch mit ganzen Körnern gebacken sind. Dazu gehören Vollkornbrote und auch einige Knäckebrotsorten.

Seit einiger Zeit lassen sich auch wieder Bäcker finden, die wieder Brötchen aus Vollkornmehl herstellen. Durch ihren herzhaften Geschmack lassen diese Vollkornbrötchen jeden Feinschmecker die aufgeblähten lockerluftigen Industriebrötchen, die keine Vitalstoffe mehr enthalten, bald vergessen.

Leider sind die Vollkornbrote und -brötchen, wie fast alle natürlichen Lebensmittel, teurer als die industriell gefertigten Brötchen. Zum einen, weil sie weniger gefragt sind, zum anderen, weil das Vollkornmehl weniger lagerfähig ist (wie alle »lebenden« Nahrungsmittel) und deshalb nicht in großer Menge billig eingekauft werden kann. Doch lassen sich Brot und Brötchen aus Vollkornmehl auch ohne große Mühe selbst herstellen (siehe Seite 90ff.).

Ebenso lassen sich, wie Ihnen ein Blick auf unseren Rezeptteil zeigen wird, auch viele Kuchen aus Vollkornmehl bereiten: Obstkuchen, Butterkuchen, sogar Torten. Besonders gut schmecken salzige Kuchen wie Zwiebelkuchen und Pizza, wenn man sie aus Vollkornmehl backt. Auch bei der Zubereitung von Pfannkuchen sollte man auf Vollkornmehl (Weizen- oder Buchweizenmehl) zurückgreifen. Ebenso gibt es in Naturkostläden und Reformhäusern Nudeln aus Vollkornmehl, die man im übrigen auch selbst herstellen kann.

Auch bei der Wahl der Beilagen sollte man nicht an Vollkornprodukten vorübergehen. Ungeschälter Reis enthält nicht nur viele Vitalstoffe, sondern schmeckt auch herzhafter als der geschälte wertlose weiße Reis. Man hat lediglich von seiten der Industrie dem Verbraucher jahrelang eingeredet, daß der geschälte Reis hübscher aussehe, leichter zuzubereiten und schmackhafter sei. Statt Reis lassen sich auch die verschiedensten Getreidekörner als Beilage gekocht gut verwenden. Besonders zu empfehlen ist hier der Grünkern mit seinem würzigen Geschmack. Grünkern ist eine gedarrte Form des Dinkels, der besonders im fränkisch-badischen Grenzland angebaut wird. Auch die Hirse, das wichtigste Nahrungsmittel der arabischen und nordafrikanischen Länder, eignet sich ausgezeichnet als Beilage zu Gemüsegerichten.

Alle naturbelassenen Getreidesorten haben den Vorteil, daß sie durch die in ihnen enthaltenen natürlichen Würzstoffe nicht so viel Salz bei der Zubereitung benötigen. Das ist wichtig, denn bei Rheumaleiden und bei vielen anderen Krankheiten sollte der Kochsalzverbrauch eingeschränkt werden, da Kochsalz (Natriumchlorid) Wasser an sich bindet und so die Ausscheidung von Giftstoffen aus dem Körper behindert.

Am Ende des Abschnittes über gesunde Getreideprodukte sollten wir nicht vergessen, daß wir sie bei der Zubereitung auch schon verändern; die Vitamine werden durch das Kochen und Backen schon geschädigt. Deshalb empfiehlt es sich auch, täglich etwa drei Eßlöffel rohen und aus Vollkornschrot bereiteten Brei zu sich zu nehmen (siehe Seite 88ff.).

Der Fabrikzucker, ein Vitaminkiller: Eine Grundregel ist bei der Ernährungsumstellung auf Vollwertkost unbedingt zu beachten: Fabrikzucker muß gemieden werden. Egal, ob er nun weiß ist oder braun, ob Rüben- oder Rohrzucker oder industriell hergestellter Frucht- und Traubenzucker. All diese Zuckerarten enthalten keinerlei Vitalstoffe. Im Gegenteil, sie sind ausgesprochene Vitaminkiller. Gerade das Vitamin B_1 und das für das Knochenwachstum wichtige Vitamin D wird vom Industriezucker vernichtet. Der Zucker schädigt den Kalkstoffwechsel, den Knochenaufbau und Zahnaufbau. Infolgedessen kommt es zu Karies, zu Paradentose, zu toten Zähnen; diese wiederum bilden oft genug Störfelder, die die Rheumaerkrankung begünstigen. Auch die Osteoporose, der Knochenverfall, eine häufige Begleiterscheinung rheumatischer Erkrankungen, ist oft die Folge eines Vitamin-D-Mangels. Bei Kindern kann Zuckergenuß zu Störungen am noch wachsenden Knochengerüst führen.

Natürlich sind ebenso wie der reine Zucker auch alle zuckerhaltigen Genußmittel und Nahrungsmittel zu meiden. Dazu gehören Schokolade, Marmelade, Bonbons und viele Gebäckarten. Auch auf den »versteckten Zucker« ist zu achten. Industriezukker befindet sich in den meisten Früchtekonserven, in vielen Gemüsekonserven, in Fruchtsaftgetränken, Limonaden und Colagetränken.

Manche Menschen, die vor allem den Kaloriengehalt des Zukkers fürchten, wählen statt dessen Süßstoffpräparate. Diese wirken zwar nicht wie der Zucker als Vitaminmörder, enthalten aber keineswegs nur unschädliche Stoffe, schon manche Süßstoffpräparate mußten aufgrund ihrer Gefährlichkeit aus dem Handel genommen werden.

»Womit soll ich denn meine Getränke, meine Süßspeisen süßen?« werden Sie vielleicht jetzt fragen. Ein guter Ersatzstoff für Zucker ist Bienenhonig, insbesondere dann, wenn er naturbelassen ist und gerade dann noch eine Reihe wichtiger Körperaufbaustoffe enthält. Allerdings sollte man ihn, besonders wenn man einen empfindlichen Magen hat, nicht in zu großen Mengen verzehren. Honig sollte, wenn er seine gesundheitsfördernden Wirkstoffe entfalten soll, bei der Herstellung nicht erhitzt worden sein. Dies ist oft bei den flüssigen Sorten der Fall, denn die flüssige Beschaffenheit des Honigs wird durch das Erhitzen erreicht. Eine süßende Wirkung von Speisen kann auch durch Fruchtzucker von Trockenfrüchten erreicht werden. Entweder gibt man sie direkt den Speisen bei, oder man weicht sie einige Stunden im Wasser auf und gibt dann das gesüßte Wasser zu den Speisen.

Meist führt aber schon eine Ernährungsumstellung auf Vollwertkost mit Vollkornprodukten und viel Rohkost dazu, daß der Appetit auf etwas »Süßes« rapide abnimmt. Auch sonst sollte man sich des öfteren mal fragen, was der Grund für das Verlangen nach Süßigkeiten ist, nach Stoffen also, die der Körper nicht braucht. Häufig wird man entdecken, daß man etwa Trost sucht für Versagungen, die man im Alltag erfahren hat. Viele Eltern trösten z. B. ihre Kinder mit Süßigkeiten, statt mit ihnen über ihren Kummer zu sprechen und ihn zu beseitigen. Ist man den Gründen für das Verlangen nach Süßem auf die Spur gekommen, wird man in vielen Fällen auch eher bereit sein, darauf zu verzichten.

Fette und Öle: Es ergibt sich aus dem Gesagten fast von selbst, daß es auch nicht egal sein kann, welche Arten von Fetten und Ölen man zur Nahrungsmittelzubereitung wählt. Zunächst ist einmal grundsätzlich zu unterscheiden zwischen tierischen und pflanzlichen Fetten. Dann zwischen naturbelassenen Fetten und Ölen und solchen Fetten, die industriell gefertigt wurden.

Tierische Fette sollte man möglichst meiden. Mit einer Ausnahme: Butter. Die Butter ist in den letzten Jahren, wohl nicht ohne Zutun der Margarineindustrie, in Mißkredit geraten, weil sie Cholesterin enthält und angeblich die gefährlichen Cholesterinablagerungen im Blut hervorruft und somit die Gefahr eines Herzinfarkts vergrößert. Doch enthält die Butter im Gegensatz zur Margarine eine ganze Reihe von Vitalstoffen, besonders wenn sie aus nichtpasteurisierter Milch gerührt ist. Auch erfährt man relativ selten, daß der Körper auch Cholesterine braucht und sie auch verwerten kann, wenn es nicht bereits durch Fehlernährung zu Stoffwechselstörungen gekommen ist.

Pflanzliche Fette müssen nicht schädlich sein, besonders wenn sie einen hohen Anteil mehrfach ungesättigter Fettsäuren enthalten. Es ist jedoch durch die industrielle Fertigung und Haltbarmachung in den meisten Fällen ein Mangel an Vitalstoffen zu verzeichnen.

Bei den Ölen ist den kaltgepreßten und kaltgeschlagenen Ölen unbedingt der Vorzug zu geben vor den sogenannten raffinierten

Ölen. Die kaltgepreßten Öle enthalten noch alle Vitalstoffe und einen hohen Anteil der mehrfach ungesättigten Fettsäuren. Bei den raffinierten Ölen wurden die Vitalstoffe weitgehend beseitigt, um das Öl haltbarer und »geschmacksneutral« zu machen. Beim Kauf eines Speiseöls lohnt also der höhere Preis, der für die kaltgepreßten Öle zu bezahlen ist, zumal sie als Salatöl weitaus ergiebiger sind. Je nach Geschmack kann man Distelöl, Sonnenblumenöl, Olivenöl usw. wählen, wobei zu empfehlen ist, ab und zu mal die Sorte zu wechseln.

Frischkost als Alternative: Wie wir eingangs dieses Kapitels gesehen haben, besteht ein gewaltiger Unterschied darin, ob man Gemüse und Obst roh, gekocht oder industriell konserviert zu sich nimmt. Dabei kommt bei der Vollwertkost der Rohkost eine besondere Bedeutung zu. Vor allem Rheumakranke sollten mindestens ein Drittel der täglichen Nahrungsmenge in Form von Rohkost zu sich nehmen (als Frischkornbrei, Gemüserohkost, Früchte, Salate). Zu Beginn der Umstellung der Nahrung kann der Anteil der Rohkost sogar noch höher liegen. Dadurch ist eine ausreichende Vitaminversorgung gewährleistet, die Entgiftung des Körpers kann voranschreiten.

Bei der Zusammenstellung der Rohkostplatte, die man am besten zu Beginn der Mahlzeiten zu sich nimmt (wenn sie nicht schon als vollwertige Nahrung genügt), ist darauf zu achten, daß etwa zu gleichen Teilen Gemüse gewählt wird, das oberhalb der Erde wächst (Blattsalat, Gurken, Kohlrabi, Rotkohl, Weißkohl, Spinat, Tomaten, Chicorée, Radicchio, Fenchel, Sauerkraut usw.) und Gemüse, das unterhalb der Erde wächst (Möhren, Rettiche, Sellerie, Rote Bete, Schwarzwurzeln). So werden die Nährstoffe, die von den Pflanzen aus dem Boden und aus der Luft aufgenommen werden, gleichmäßig einbezogen. Vorschläge zur Zubereitung einer Rohkostplatte finden Sie in unserem Rezeptteil.

Fleisch oder kein Fleisch, das ist hier die Frage: Vollwertkost bedeutet nicht generell eine fleischlose Nahrung, jedoch sollten die Fleisch- und Fischgerichte stark reduziert werden. Auf

Schweinefleisch jedoch sollte ganz verzichtet werden. Es enthält im Übermaß Cholesterine, die sich im Gegensatz zum in der Butter enthaltenen Cholesterin im Blut ablagern. Es enthält hautreizende Stoffe, vor allem Histamin, schwefelreiche Schleimsubstanzen, die sich im Knorpel einlagern und Arthrosen und Arthritis fördern, eine Reihe von Fettsäuren und noch weitere Giftstoffe.

Für die Rheumaentstehung ist besonders wichtig, daß die Bindegewebssubstanz der Schweine schleimig aufgequollen ist und viel Schwefel enthält. Dadurch läßt sich z. B. die Wurst streichfähig machen. Beim Schweinefleischesser quillt das Bindegewebe auf, und es entsteht die oben bereits genannte Einlagerung von schwefligen Schleimsubstanzen in Sehnen, Bändern und Knorpeln, die auf diese Weise weich und weniger widerstandsfähig werden und so schließlich Gelenkserkrankungen wie Rheuma begünstigen.

Es empfiehlt sich, anstelle von Schweinefleisch und Schweinefleischprodukten vor allem Fleisch von nicht gemästeten Tieren zu essen, also Lammfleisch, Ziegenfleisch, Wild. Auch gegen Rindfleisch läßt sich, wenn es in Maßen genossen wird, nichts einwenden. Das Kalbfleisch wäre entsprechend seiner biologischen Zusammensetzung auch verträglich, ist allerdings wegen häufiger Hormonbeigaben der Züchter im Augenblick nicht zu empfehlen.

Wurstwaren gibt es auch aus Rindfleisch und Lammfleisch bereitet, bei speziellen »Bio-Metzgern« oder auch in den vielerorts bestehenden türkischen Geschäften, wo man übrigens auch meist sehr preiswertes und frisches Gemüse erstehen kann. Wenn Sie nicht in der Stadt wohnen, können Sie von einigen Metzgern auf dem Versandweg schweinefleischfreie Wurstwaren beziehen. Diese Metzger und andere Bio-Metzger verwenden in der Regel auch keine gesundheitsschädlichen Pökelsalze. Die Wurst hat dann meist nicht die rosige Farbe, die hierzulande als Zeichen der Frische angepriesen wird, ist jedoch wesentlich gesünder.

Gegen eine Reduzierung von Fleisch, zu der ich Ihnen auf jeden Fall raten möchte, wird zuweilen eingewendet, daß dann dem Körper die nötigen Eiweißstoffe fehlen würden. Es bietet sich jedoch an, auf pflanzliches Eiweiß auszuweichen. Besonders die Sojabohne enthält in hohem Maße Eiweißstoffe und daneben auch eine Reihe von Vitalstoffen. Aus dieser Pflanze läßt sich eine ganze Reihe wohlschmeckender Gerichte zubereiten, von denen ich Ihnen einige im Rezeptteil vorstellen werde.

Das Problem der Übersäuerung des Körpers: Wenn Leistungssportler nach übertriebenen Ausdauerleistungen über Muskelschmerzen klagen, liegt meist eine Übersäuerung des Körpers vor. Dies hat man zum Anlaß für weitere Nachforschungen genommen. Das Ergebnis: auch Muskel- und Gelenkleiden gehen oft mit einem Übergewicht der sauren Nahrung über die basische (alkalische) Nahrung einher. Dies wird am deutlichsten bei der Gicht, wo sich die nicht verarbeiteten sauren Nahrungsanteile in Form von Harnsäure-Kristallen in den Gelenken ablagern. Hierbei muß man berücksichtigen, daß unter Säure in diesem Fall die meßbare chemische Säure verstanden wird, die man nicht unbedingt herausschmeckt. So gehört etwa der Zucker zu den chemisch »sauren« Lebensmitteln. Ebenfalls zählen hierzu alle Fleischarten, Eier, Kochsalz, Alkohol, Kaffee, Tee, Auszugsmehle und die sauer schmeckenden Nahrungsmittel Essig und Zitrone. Diese sauren Lebensmittel sollte man reduzieren, wobei die Zitrone als Vitamin-C-Lieferant eine Ausnahme sein darf. Empfehlenswert sind dagegen basische Lebensmittel, z. B. Blattsalat, Wurzelgemüse, Äpfel, Milchprodukte, Vollkornprodukte, Vollkornreis, naturbelassene Öle, Honig.

Einige allgemeine Hinweise über das richtige Essen: Die am besten zusammengestellte Vollwertkost ist nur halb so viel wert, wenn man einige Grundsätze über das richtige Essen mißachtet. Es handelt sich dabei um Grundsätze, die einmal jedem selbstverständlich waren, die aber in dem heute herrschenden Streß und der täglichen Hetze vielfach in Vergessenheit geraten sind:

1. Essen Sie nicht in einem Zustand von Hast und Unruhe. Wenn Sie abgespannt nach Hause kommen, sollten Sie sich vor

Beginn der Mahlzeit erst eine kleine Ruhepause gönnen, selbst dann wenn schon hungrige Familienmitglieder am Tisch warten.

2. Nehmen Sie sich genügend Zeit zum Essen. Viele Leute, die am Imbißstand im Stehen Ihre Wurst hinunterschlingen, schaden ihrer Gesundheit nicht nur wegen der schädlichen Inhaltsstoffe des gewählten Futters (als Speise möchte ich das, was dort zu erhalten ist, in vielen Fällen nicht bezeichnen), sondern auch durch die Hast, in der sie essen. Außerdem kann die Umgebung wohl kaum die Ruhe und Atmosphäre vermitteln, die zum gesunden Essen nötig ist. Auch der in fünf Minuten bereitete und in derselben Zeit im Büro hinuntergeschlungene Eintopf kann der Gesundheit nur abträglich sein. Selbst ein qualitativ gutes Pausenessen aus Obst und Vollkornbrot sollte nicht in drei Minuten zwischen oder während der Arbeit verzehrt werden.

3. Damit ist schon die dritte Regel angesprochen. Das Essen sollte in entspannter, angenehmer Atmosphäre eingenommen werden, also nicht am Arbeitsplatz, auch nicht in übermäßig lauten Kantinen und anderen Massenverpflegungsstätten, sofern dies möglich ist. Wenn Sie sich etwas Gutes tun wollen, nehmen Sie sich die Mühe, sich zu Hause eine gemütliche Eßatmosphäre zu schaffen. Das Herrichten des Tisches, das ja nicht immer die Hausfrau zusätzlich zum Kochen auch noch übernehmen muß, lohnt sich allenthalben. Daß auch das Auge mitißt, haben Sie sicher schon selbst oft bemerkt. Zeitungslesen oder Fernsehen neben dem Essen kann wie Gift wirken, das versteht sich von selbst.

4. Die letzte Grundregel hängt mit der zweiten zusammen. Nur wenn man sich genügend Zeit zum Essen nimmt, kann man die Speisen auch gut genug einspeicheln und ausreichend kauen. Einige Ernährungswissenschaftler haben die Forderung gestellt, man solle jeden Bissen 32mal oder gar 50mal kauen. Bevor Sie nun Ihr Essen mit Zählen verbringen, was sicher auch nicht gerade verdauungsfördernd wäre, kann ich Ihnen sagen, daß man diese Zahlen nicht wörtlich zu nehmen braucht, aber dennoch sollten Sie jeden Bissen völlig zerkleinern, was übrigens auch den Vorteil hat, daß man nicht nur länger den Geschmack genießen kann, sondern auch früher satt wird. Übrigens ist es auch ein we-

sentlicher Vorteil der Frischkost und Vollkornnahrungsmittel, daß sie länger gekaut werden müssen, als die mundgerecht zubereiteten wertlosen »Nahrungsmittel«.

Rezepte für die Vollwertkost

Es gibt mittlerweile eine ganze Reihe ausgezeichneter Kochbücher, die auf der Erkenntnis der Nützlichkeit der Vollwertkost basieren. Ich möchte hier als Heilpraktiker keinen Koch ersetzen und Ihnen ein weiteres Kochbuch liefern, sondern nur ein paar Grundrezepte vorstellen, die Sie mit ein wenig kulinarischer Phantasie selbst verändern können. Wem dies nicht genügt, der möge sich eines der Vollwertkost-Kochbücher anschaffen, die in fast jeder Buchhandlung ausliegen. Vielleicht kann Ihnen Ihr Buchhändler das eine oder andere besonders empfehlen. Dabei sind sicherlich nicht die teuersten auch immer die besten. Auch preiswerte Taschenbücher bieten oft den vollen Genuß. Bei uns zu Hause ist Barbara Rüttings »Mein Kochbuch«, ein Taschenbuch aus der Goldmann-Ratgeberreihe, *das* Standardrezeptbuch. Es enthält eine Reihe sehr leckerer Vollwertgerichte aus aller Welt. Und da meine Patienten von Barbara Rüttings Küche genauso begeistert sind wie ich, kann ich Ihnen dieses Buch mit bestem Gewissen empfehlen.

Grundrezept für den Vollkorn-Frischbrei

Es wurde schon gesagt, daß jeder Mensch täglich mindestens drei Eßlöffel frischen Vollkornbreis zu sich nehmen soll, um den Vitamin-B_1-Bedarf des Körpers zu decken. Da die Körner als Ganzes ohne tagelanges Einweichen nicht zu kauen sind, muß das Getreide zunächst geschrotet, d. h. grob gemahlen werden. Da Vollkornschrot aber nur kurze Zeit haltbar ist, muß er jedesmal direkt vor dem Ansetzen des Breis frisch gemahlen werden. Zwar bekommt man das Getreide im Reformhaus oder im Naturkostladen auch gemahlen, doch meist nur in größerer Menge. Deshalb empfiehlt sich die Anschaffung einer Getreidemühle bzw. eines Mahlvorsatzes für die Küchenmaschine. Dabei ist es ziemlich belanglos, ob das Mahlwerk aus Stahl oder Stein, ob die Mühle hand- oder elektrobetrieben ist. Solche Getreidemühlen sind nicht gerade billig, wer jedoch über längere Zeit Vollkornkost zu sich nehmen will, und für einen Rheumakranken ist dies unerläßlich, sollte sich die Anschaffung ernstlich überlegen.

Für die Bereitung des Vollkornbreis wird das Getreide grob geschrotet und danach 3 bis 12 Stunden in kaltem Wasser eingeweicht. Dieser zugegebenermaßen noch wenig schmackhafte Brei kann nun auf verschiedene Weise durch natürliche Zutaten verfeinert werden, z. B. durch Nüsse, durch Obst, durch Honig, durch Joghurt und Sahne. Eine Kombination von Obst und Milchprodukten ist jedoch, zumindest anfangs, weniger zu empfehlen, da der Darm mit der Umstellung auf die Körnergerichte genügend zu tun hat.

Es folgen nun einige Rezeptvorschläge:

1. Man reibt einen kleinen Apfel und hebt ihn unter den Brei, wodurch dieser lockerer wird. Man kann nunmehr mit geriebenen Haselnüssen und Honig, eventuell ein wenig Zitronensaft den Brei noch weiter verfeinern. Als weitere Beigabe (und Verzierung!) eignen sich Früchte wie Pfirsiche, Trauben oder Bananen. Eine Abwechslung ist zu empfehlen. Anstelle von Honig kann auch mit Trockenfrüchten und deren Einweichflüssigkeit gesüßt werden.

2. Anstelle von Getreideschrot läßt sich das Gericht auch aus Getreidekeimen herrichten, wobei der Vitamingehalt von Weizenkeimen besonders hoch ist. Um Weizen zum Keimen zu bringen, gibt man die Körner in Wasser, läßt sie 12 Stunden quellen. Dann werden sie abgebraust und ohne Wasser weitere 12 Stunden stehengelassen. Es folgen weitere 12 Stunden im Wasserbad und 12 Stunden im Trockenen. Nach drei Tagen sind die Keime etwa drei Millimeter groß. Dann kann man sie essen. Man kann sie dazu ähnlich dem Grundrezept für Vollkornbrei anmachen, sie sind jedoch auch unangemacht genießbar.

3. Der Frischkornbrei wird mit biologischem Joghurt (mit rechtsdrehenden Milchsäurebakterien) vermischt. Der Joghurt läßt sich übrigens auch selbst aus einem Joghurtferment aus dem Reformhaus und vollwertiger »Vorzugsmilch« herstellen. Wer es verträgt, kann den Brei mit Obst essen, sonst genügt es, ihn mit Honig oder Trockenfrüchten zu süßen.

4. Pikanter Frischkornbrei: Hierzu verwendet man am besten geschrotete Roggen- oder Buchweizenkörner, die herzhafter schmecken als Weizenkörner. Unter das Getreide hebt man klein geraspelte Möhren, Paprikastückchen, frische Kräuter und Joghurt.

Den Variationsmöglichkeiten für den Frischkornbrei sind keine Grenzen gesetzt, vorausgesetzt, man verwendet naturbelassene Zutaten. Ich würde Ihnen empfehlen, mit der Zubereitungsart abzuwechseln, damit man den Brei auch über längere Zeit hinweg mit Genuß verzehren kann und nicht als Diät empfindet.

Brot- und Backwaren: Die Brot- und Backwaren sollen stets aus frisch gemahlenem Vollkornmehl bereitet werden. Da man dazu meist größere Mengen Getreide mahlen muß, empfiehlt es sich, eine leistungsstärkere elektrische Getreidemühle zu benutzen, weil man mit einer kleinen handbetriebenen Mühle doch eine Stunde oder länger kurbeln müßte.

Es lassen sich im Prinzip aus Vollkornmehl die gleichen Teige herstellen wie aus Auszugsmehl. Beim Brotbacken, dem wir uns als erstes zuwenden, kommt als Treibmittel vor allem Sauerteig, bei Weizenbroten auch Hefe in Frage. Außerdem gibt es in Reformhäusern und Vollkornbäckereien spezielle Backfermente. Den Sauerteig besorgt man sich am besten beim Bäcker, denn die eigene Zubereitung ist verhältnismäßig umständlich. Allerdings haben heute viele Bäcker nur noch Industriebrote und Hefebackwaren, so daß man unter Umständen suchen muß, bis man Sauerteig erstehen kann. Naturkostläden und Reformhäuser können manchmal aushelfen.

Grundrezept: Vollkornmischbrot mit Sauerteig

Für vier Kastenbrote von je 3 Pfund benötigt man ca. 300 g bis 500 g Sauerteig und 4 kg Vollkornschrot (Weizen, Roggen, Gerste vor allem). Als Würzmittel empfiehlt sich je nach Geschmack Koriander, Anis und Kümmel. Ferner benötigt man zum Bestreuen des Brots Kleie, Haferflocken, Sesam, Leinsamen, Kümmel oder Sonnenblumenkerne (wahlweise nach Geschmack).

Zubereitung des Vorteigs: Die Hälfte des Schrotmehls wird mit dem Sauerteig und lauwarmem Wasser zu einem dickflüssigen Brei vermischt und acht bis zwölf Stunden, etwa über Nacht, mit einem Tuch bedeckt an einen warmen Ort gestellt. Während dieser Zeit verwandelt sich der gesamte Vorteig in Sauerteig, an der Oberfläche bildet sich eine dünne Kruste. Von diesem Sauerteig füllt man wieder ein Marmeladeglas voll ab, denn er hält sich in der Regel zwei bis vier Wochen im Kühlschrank und kann beim nächsten Backen wieder verwendet werden.

Zubereitung des Backteigs: Die zweite Hälfte des Vollkornmehls (am besten frisch gemahlen) wird mit dem Sauerteig und Wasser zu einem dickflüssigen Teig verrührt. 4 Eßlöffel Pflanzenöl und zwei bis drei Eßlöffel Salz sollten zugegeben werden. Den Teig gut durchrühren.

Backen: Den fertigen Teig füllt man in die vier Backformen, die gut gefettet werden sollen oder mit Backpapier ausgelegt werden. Die Formen sollten etwa zu drei Vierteln voll sein, da der Teig noch aufgeht. Auf den Teig streut man Kleie, Sesam oder Haferflocken. Dann werden die Formen in den Ofen auf die mittlere Schiene gestellt. In den herkömmlichen Backöfen haben vier normal große Kastenkuchenformen (30 cm) Platz (drei nebeneinander, eine davor). Ich würde Ihnen aus Arbeits- und Energiespargründen raten, stets vier Brote zu backen und eventuell dann ein oder zwei davon einzufrieren. (Im übrigen bleiben die Brote in einem luftigen Brotkasten ca. 3 Wochen frisch.) Der Backofen wird auf 50 °C eingestellt. Bei dieser Temperatur »gehen« die Brote noch ca. zwei Stunden. Danach dreht man den Herd auf 200 °C und backt die Brote etwa 140 Minuten. Es empfiehlt sich, ein feuerfestes Gefäß mit Wasser mit in den Herd zu stellen und nach etwa der halben Backzeit die Brote mit Alufolie abzudecken, wenn man sie nicht zu »dunkel« haben möchte.

Grundrezept: Hefeteigbrot
Man mahlt 1 kg Weizen zu Vollkornmehl und gibt es in eine Schüssel. In die Mitte des Mehls drückt man eine Vertiefung und setzt 70 g mit 1/4 l lauwarmem Wasser verrührte Hefe hinzu. Vom Rand des »Kraters« gibt man nach und nach Mehl in das Hefewasser und verrührt es zu einem dicken Brei. Das Ganze soll nun 10 Minuten gehen.

Danach fügt man noch zwei Teelöffel Salz hinzu und vermischt den Vorteig aus der Mulde mit dem übrigen Teig. Dieser wird nun zehn Minuten gut durchgeknetet, bis er sich überall leicht von der Schüssel lösen läßt und nicht mehr klebt.

Der Hefeteig muß nun noch einmal 45 Minuten mit einem Tuch zugedeckt an einem warmen Ort gehen. Danach sollte sich sein Volumen etwa verdoppelt haben. Er wird nochmals durchgeknetet und in zwei Kastenformen gefüllt. Im Backofen backt man das Hefebrot dann bei ca. 220 °C etwa 40 Minuten lang. Danach nimmt man das Brot aus dem Ofen und aus den Formen und läßt es abkühlen. Erst am nächsten Tag anschneiden.

Grundrezept: Vollkornbrötchen
500 g frisch gemahlenes Weizenvollkornmehl (auch mit Roggen gemischt möglich) werden in eine Schüssel gegeben. In das Mehl drückt man eine kraterförmige Vertiefung und gibt 30 g Hefe, die man in knapp 1/8 l Wasser (lauwarm) aufgelöst hat, hinein. Diese Flüssigkeit wird nun mit einem Teil des Mehls zu einem dickflüssigen Brei vermischt und zugedeckt 15 Minuten gehen gelassen. Nun wird knapp 1/8 l Milch und die gleiche Menge Wasser erwärmt, ein Teelöffel Salz hinzugegeben und mit dem gegangenen Teig vermengt. Diesen Teig knetet man nun fünf Minuten kräftig durch, bis er nicht mehr an der Schüssel kleben bleibt. Danach soll er an einem warmen Ort eine halbe Stunde gehen. Nun formt man aus ihm auf einer bemehlten Arbeitsplatte eine Rolle. Diese teilt man mit einem Messer in 13 bis 15 Teile. Die Stücke lassen sich dann zu Brötchen formen. Man bestreicht sie mit Wasser

und bestreut sie dann mit Mohn, Sesam, Sonnenblumenkernen, Leinsamen, Kleie oder Kümmel, je nach Geschmack. Dann legt man sie auf ein gefettetes Backblech und backt sie im auf 220 °C vorgeheizten Ofen rund 20 Minuten. Beim Einschieben in den vorgeheizten Ofen gießt man eine Tasse Wasser auf die heiße Bodenplatte des Herdes.

Grundrezept: Teig für Obstkuchen und andere Kuchen
250 g Weizenvollkornmehl werden frisch gemahlen und in eine Schüssel gegeben. In die Mitte drückt man eine Vertiefung, in die man ein Ei, 80 g Honig, 1 Teelöffel Backpulver, Salz und 70 g zerkleinerte Butter gibt. Danach knetet man die Masse zu einem Teig und läßt ihn 30 Minuten stehen. Nun wird eine eingefettete Springform mit dem Teig ausgelegt, der am Rand noch 3 bis 4 cm in die Höhe gezogen wird. Diesen Boden kann man mit Äpfeln, Zwetschgen oder einer Zwiebel-Rahm-Mischung füllen. Obst dabei nicht zuckern.

Grundrezept: Teigwaren (Spätzle)
Ohne große Mühe lassen sich Teigwaren in jeder Form selbst zubereiten. Am leichtesten herzustellen sind Spätzle. Hierfür werden 500 g frisch gemahlenes Vollkornmehl mit 2 Teelöffel Salz, 1/4 l Milch und 5 bis 7 Eiern vermengt, bis ein glatter Teig entsteht. Diesen kann man dann mit einem Spätzlehobel in heißes Salzwasser geben. Man läßt die Spätzle einmal aufkochen und nimmt sie mit dem Sieblöffel aus dem Wasser.

Rohkostgerichte/Dressing-Saucen: Zu Beginn jeder Mahlzeit sollten sie eine Rohkostplatte zu sich nehmen, überhaupt sollte etwa ein Drittel der Nahrung aus Rohkost bestehen (ein Mehr schadet nicht). Es wird empfohlen, die Rohkostplatte aus zwei Gemüsesorten, die über der Erde wachsen und zwei Gemüsesorten, die unter der Erde wachsen, zusammenzustellen. Man kann zu den Gemüsen nunmehr verschiedene Saucen (Dressings) reichen, für die wir Ihnen hier einige Vorschläge machen.

Sauce aus Joghurt/Sauerrahm und Knoblauch
Ein Becher Bio-Joghurt oder saure Sahne wird mit 2 bis 3 Zehen durch eine Knoblauchpresse gedrückten Knoblauchs vermengt. Weitere Zugaben können Selleriesalz und Dill sein. Diese Sauce paßt besonders gut zu Gurken.

Saucen aus Joghurt und Senf
Der Joghurt wird mit Senf vermengt, wobei der französische Kräutersenf am schmackhaftesten ist. Biologisch hergestellte Senfarten finden Sie im Reformhaus. Man kann diesem Dressing auch noch Knoblauch zusetzen.

Kräutersoße (Grüne Soße)
Verschiedene Kräuter, z. B. Petersilie, Kerbel, Dill, Basilikum werden klein gehackt und mit Olivenöl und Knoblauch gemixt. Diese Kräutersoße kann auch mit Quark vermischt werden.

Currysoße
Joghurt oder saure Sahne wird mit Senf, Öl und Curry gewürzt. An Stelle der oft industriell hergestellten Curry-Gewürzmischung kann auch curryhaltiges Gewürzsalz aus dem Reformhaus Verwendung finden.

Salatmischungen: Hier sind alle Variationen möglich, wie Sie sie auch aus der herkömmlichen Küche kennen, wenn Sie nur darauf achten, daß man beim Dressing nur kaltgepreßtes Öl verwendet. Anstelle des herkömmlichen Branntweinessigs oder Weinessigs ist Obstessig zu empfehlen. Kochsalz sollte sparsam verwendet werden. Kräuter können es zum größten Teil ersetzen.

Hier sollen nur ein paar Anregungen für Salate gegeben werden. (Genaue Rezepte können Sie Vollwertkost-Kochbüchern entnehmen oder auch mal nach eigenem Geschmack Ihren Salat zusammenstellen.):

Griechischer Bauernsalat aus Gurken, Tomaten, Zwiebeln, Oliven, Olivenöl, Origano, Schafskäse.

Tomatensalat mit Olivenöl, Knoblauch, Zwiebeln, Basilikum.

Spinat oder Feldsalat mit Äpfeln.

Rote Bete-Salat mit Äpfeln, Orangen, Meerrettich.

Kopfsalat mit Möhren, Gurken, Tomaten, Radicchio.

Sojagerichte: Die Sojabohne ist einer der wichtigsten Eiweißlieferanten. Deswegen eignen sich Gerichte aus Soja besonders bei einer fleischlosen Kost, da sie helfen, den nötigen Eiweißbedarf zu decken. 500 g Sojamehl enthalten die Nährstoffe von mehr als 5 kg Rindfleisch. Da Soja weder Cholesterin noch Purine enthält, ist es auch bei Arterienverkalkung und Gicht empfehlenswert und dem Fleisch bei allen Erkrankungen des rheumatischen Formenkreises deutlich überlegen.

Die Bildung von Sojakeimlingen:

Es sind zwar auch im Handel Sojakeimlinge zu erhalten, jedoch sind diese oft künstlich haltbar gemacht worden.

Man kann statt dessen ohne großen Aufwand grüne Sojabohnen selbst zum Keimen bringen. Dazu müssen 40 g Sojabohnen zwölf Stunden im Wasser quellen, danach werden sie kurz abgespült und auf ein feuchtes Tuch in einen Topf gelegt. Darüber gibt man ein zweites feuchtes Tuch und darauf wieder eine Schicht Sojabohnen. Es können mehrere Lagen übereinandergeschichtet werden. Täglich werden die Bohnen einmal abgespült und wieder neu geschichtet. Nach drei Tagen ist der Keimling etwa einen Zentimeter lang und kann verzehrt werden.

Im Fachhandel sind auch spezielle Keimapparate erhältlich. Die Keimlinge weisen einen hohen Vitamingehalt auf und haben einen hohen Nährwert. Man ißt sie unter den Salat gemischt oder in einer Marinade aus Joghurt und Senf oder aus Buttermilch und Sahne. Auch andere »Dressings« sind möglich.

Gemahlenes Soja ist auch zu Würfeln gepreßt im Handel und kann dann wie Fleisch zubereitet werden, zu »Gulasch« oder »Geschnetzeltem« oder in kleinen Körnern als Hackfleischersatz, mit dem man Frikadellen und ähnliches bereiten kann. Die

Zubereitung erfolgt ähnlich wie die der Fleischgerichte. Auf diese Weise kann es manchem erleichtert werden, auf Fleisch zu verzichten. Allerdings kann gerade die Fleischähnlichkeit den Gedanken aufkommen lassen, daß es sich doch um einen Ersatzstoff handelt, was den Genuß sicher schmälert und den Appetit auf »richtiges« Fleisch eher fördert.

Sojaschrot kann natürlich auch zusammen mit Getreideschrot beim Brotbacken Verwendung finden.

Grünkerngerichte: Der Grünkern ist die gedarrte Form des Dinkels, der vor allem im badischen Frankenland angebaut wird. Aus ihm lassen sich würzige und gesunde Gerichte bereiten. Man kann die ganzen Körner aber anstelle von Reis als Beilage zu Gemüsegerichten verwenden.

Grünkernsuppe
Grünkern wird grob geschrotet, in Butter oder Öl leicht angebräunt und dann mit Wasser, Gemüse- bzw. Hefebrühe abgelöscht. Diese ist auch als Brühwürfel oder Instantpulver in Reformhäusern erhältlich. Als Gewürz können der Suppe Möhren, Sellerie und Liebstöckel beigegeben werden. Nachdem die Suppe etwa 15 Minuten geköchelt hat, kann man sie vom Feuer nehmen und mit Eigelb und Sahne verfeinern.

Grünkernküchlein (Grünkernfrikadellen)
Grünkern wird fein geschrotet und in Wasser eingeweicht bzw. bei leichter Hitze mit Wasser oder Brühe weichgekocht. Dann gibt man Eier, Zwiebeln, Knoblauch, Petersilie, Pfeffer, ähnlich wie bei Fleischfrikadellen, hinzu. Aus dieser Masse werden Küchlein geformt und in Öl ausgebacken.

Buchweizenpfannkuchen
Auch Pfannkuchen sollten aus Vollkornmehl bereitet werden. Neben dem Weizenvollkornmehl ist besonders das Buchweizenmehl zu empfehlen. Beim Buchweizen handelt es sich übrigens nicht um Getreide, sondern um eine Knöterichart. Für die

Pfannkuchen werden 250 g Buchweizenmehl mit 3 Eiern, einem halben Liter Milch und einem Viertelliter Wasser vermengt. Der Teig muß dabei flüssiger als bei herkömmlichen Pfannkuchen sein. Er soll danach noch etwa eine Stunde stehen. Bevor man den Teig in die Pfanne gibt, muß man ihn noch einmal gut verrühren, da sich das relativ schwere Vollkornmehl absetzt. Die Menge ergibt ca. 8 Pfannkuchen.

Rezepte mit Wildkräutern und Heilpflanzen: Blättert man in alten Kochbüchern und Haushaltsbüchern, so finden sich eine ganze Reihe von Gerichten aus Pflanzen, die man heute allgemein nur als Unkraut bezeichnet, da sie nicht kultiviert und auch nur selten noch gesammelt werden. Aus vielen dieser Pflanzen lassen sich jedoch wohlschmeckende und preiswerte Gerichte bereiten, von denen ich Ihnen ein paar vorstellen möchte:

Brennesselsuppe
Im Heikräuterteil dieses Buches können Sie über die enorme gesundheitliche Bedeutung dieser oft verkannten Pflanze nachlesen, und es läßt sich aus den jungen Brennesselblättern auch ein wohlschmeckendes Gemüse oder eine Suppe zubereiten: Man dünstet zunächst zwei bis drei Zwiebeln und zwei Knoblauchzehen (oder Bärlauchblätter) in heißem Olivenöl an. Diese löscht man mit Gemüsebrühe aus dem Reformhaus ab und gibt etwa ein Pfund kleingehackte Brennesselblätter hinzu. Man läßt die Suppe zehn Minuten bei kleiner Flamme kochen und legiert sie mit Eigelb und Sahne. Zum Würzen empfiehlt sich Kräutersalz, Muskat und Pfeffer.

Holunderküchlein (Hollunderküchle)
Aus Weizen- oder Buchweizenkornmehl wird ein Pfannkuchenteig bereitet (Rezept siehe vorhergehende Seite). In diesen Teig taucht man einige Holunderblüten und backt sie in heißer Butter hellbraun heraus. Dazu kann man selbstgemachtes Apfelmus oder auch Holundermus reichen.

Holundermus

1 kg Holunderbeeren, 500 g entsteinte Zwetschgen, 250 g entkernte Äpfel und etwa 200 g bis 300 g Honig werden zum Sieden gebracht, zwei Zimtstangen, ein paar Nelken und geriebene Zitronenschale werden zugegeben. Man kocht das Mus auf und läßt es etwa eine Stunde bei kleiner Hitze ziehen. Dann kann man das Mus in ausgekochte Gläser füllen. Die Haltbarkeit ist natürlich begrenzt, da kein Zucker verwendet wird. (Auf ähnliche Weise läßt sich auch Holundersaft herstellen).

Löwenzahnsalat

Junge Löwenzahnblätter werden mit einer Sauce aus Joghurt, Knoblauch und Senf angerichtet. Auch eine Vinaigrette-Sauce aus Öl, Essig und Zwiebeln schmeckt gut dazu.

Sauerampfersuppe

Diese schmackhafte Suppe ist bei uns nahezu in Vergessenheit geraten, während sie gerade in der großen französischen Küche in verschiedenen Variationen häufig anzutreffen ist. Man dünstet gehackte Sauerampferblätter in Butter an, löscht mit Wasser oder Gemüsebrühe. Eigelb, mit Sahne verquirlt, wird nach 20minütigem Kochen hinzugefügt, dann bestreut man die Suppe mit Kerbel.

Frühlingssuppe

Sie läßt sich aus Brennesseln, Löwenzahn, Gänseblumenblättern, Wegerich und anderen früh grünen Wildkräutern bereiten. Die Kräuter werden klein geschnitten, in Öl angedünstet, mit Wasser oder Gemüsebrühe abgelöscht und mit saurer Sahne angedickt.

Es gibt noch eine ganze Reihe weiterer gesunder Kräuter, die sich in der Küche verwenden lassen. Was man beim Sammeln der Kräuter beachten sollte, finden Sie in unserem Abschnitt über die Heilkräuter (Seite 145 f.).

Allgemeine Hinweise über die Nahrungsmittel heute

Ich habe wiederholt darauf hingewiesen, daß allein naturbelassene Lebensmittel die notwendigen Vitalstoffe enthalten. Leider kann man jedoch heute nicht mehr garantieren, daß sie weitgehend giftfrei sind, selbst dann nicht, wenn man beim Anbau keine chemischen Düngemittel verwendet hat. Die Luft enthält heute in großem Maße Gifte und giftige Schwermetalle aus den Abgasen und Industrie, der Heizungen und der Kraftfahrzeuge. Der Boden ist durch Düngung und Regen, der Schadstoffe in die Erde einbringt, längst nicht mehr in natürlichem Zustand; die Gewässer sind voller chemischer Abfallstoffe. Um so nötiger ist es, daß wir versuchen, dort, wo es noch möglich ist, den Verzehr von Giftstoffen einzuschränken.

Vor den Schäden künstlicher Düngemittel und chemischer Stoffe sind wir geschützt, wenn wir biologisch angebaute Pflanzen kaufen oder Fleisch von Tieren verzehren, die nicht mit Hormonen und Antibiotika gespritzt wurden. Ebenso sollten die Fleisch- und Wurstwaren frei von Pökelsalzen und Phosphaten sein.

Produkte, bei denen der Schadstoffgehalt so gering wie möglich ist, finden sich in Reformhäusern und Naturkostläden, neuerdings vereinzelt auch in Extraabteilungen der Supermärkte. Diese natürlichen Produkte sind meist teurer als vergleichbare chemisch behandelte Produkte, da sie nicht so lange haltbar sind und so auch nicht in größeren Mengen eingekauft und eingelagert werden können. Viele Menschen verschmähen diese Produkte, da sie fälschlicherweise glauben, daß sie weniger rein seien als die glänzenden Waren der Supermärkte. Ein biologisch angebauter Apfel weist schon mal Druckstellen auf und glänzt nicht so wie sein »industriell« gezüchteter und gefetteter Bruder. Eine Wurst ohne schädliche Nitrate und Phosphate sieht etwas grau und nicht so rosig aus wie die chemisch veränderten Wurstwaren. Sie sollten sich also nicht vom Äußeren täuschen lassen, sondern, wenn Sie sich natürlich ernähren möchten, auch wieder daran gewöhnen, daß natürliche Produkte nicht so schön und glatt an der Oberfläche sind wie die chemischen Produkte, jedoch sauberer, d. h. giftfreier, im Innern.

Das richtige Trinken und die richtigen Getränke

Viel Trinken spült die Zellen sauber.

Manchem ist in der Kindheit eingetrichtert worden, man solle nicht zu viel trinken. Heute weiß man, daß dieser Rat grundfalsch war. Vieles Trinken ist für die Gesundheit äußerst wichtig, denn nur dadurch wird gewährleistet, daß die Giftstoffe in hinreichendem Maße aus dem Körper ausgeschwemmt werden können und sich nicht an den Körperzellen ablagern. Gerade für Rheumakranke, deren Erkrankung ja durch eine Ansammlung von Giftstoffen hervorgerufen wird, ist vieles Trinken unerläßlich. Die Erfahrungen im Laufe meiner zehnjährigen Praxis bestätigen, daß eine Flüssigkeitsmenge von etwa 2,5 Liter pro Tag hilfreich ist. Leider nehmen die Rheumapatienten höchst selten diese Menge zu sich. Viele Menschen trinken kaum mehr als einen Liter am Tag.

Doch nur bei genügender Flüssigkeitszufuhr können alle Giftstoffe aus dem Körper ausgeschieden werden. Ansonsten lagern sich diese Gifte im Körper ab, das Bindegewebe trocknet aus und verschlackt, die körpereigenen Abwehrstoffe können nicht mehr ihren Dienst tun.

Bei ungenügender Flüssigkeitszufuhr ist außerdem zu befürchten, daß der Stuhlgang beeinträchtigt wird, weil der Speisebrei im Darm nicht genügend verdünnt werden kann. So kommt es zu einer weiteren Zurückhaltung von Giftstoffen.

Wer viel schwitzt, versucht zuweilen, dies durch Einschränkung von Flüssigkeitszufuhr zu unterbinden, wenn ihm das Schwitzen unangenehm wird. Doch sollte man gerade dann besonders viel trinken.

In diesem Zusammenhang ist noch darauf hinzuweisen, daß die Zufuhr von Kochsalz (Natriumchlorid) eingeschränkt werden sollte, da Kochsalz das Wasser im Körper bindet. Kaliumhaltiges Salz und natürliche Gewürzstoffe und Kräuter können oft das Kochsalz ersetzen. Auch auf die »versteckten« Salze in Wurst, Käse und Konserven sollte geachtet werden.

Nützliche und schädliche Getränke: So nützlich vieles Trinken für den Körper auch ist, es ist dabei natürlich nicht egal, was man zu sich nimmt. So wird kein Bierliebhaber, der täglich seine zweieinhalb Liter Flüssigkeit in Form des Gerstensafts zu sich nimmt, behaupten können, dies sei gesundheitliche Vorsorge. Alkohol stellt nun mal ein Gift dar und sollte nur in kleinen Mengen genossen werden. Für Rheuma- und Gichtkranke empfiehlt sich völlige Abstinenz. Dies gilt auch für Wein, der zu den harnsäurebildenden Genußmitteln gehört.

Ähnliches gilt für den gestreßten Menschen, der, um sich wach zu halten, täglich Riesenmengen von Kaffee oder Tee zu sich nimmt. Das in beiden Getränken enthaltene Coffein belastet den ohnehin schon vergifteten Körper noch zusätzlich. Nicht nur Kreislauf und Magen leiden unter dem erhöhten Kaffee- und Teegenuß, auch Rheuma kann durch die Übersäuerung und die Giftstoffe verschlimmert werden.

Jetzt wird vielleicht jemand, der sich diese Zeilen zu Herzen genommen hat, zur Limonadeflasche greifen. Aber halt! Die meisten Limonaden, Colagetränke und manche billigen Fruchtsaftgetränke enthalten schädlichen Industriezucker und sollten deshalb ebenfalls gemieden werden.

Was bleibt also als Getränk?

Es bleiben ungezuckerte Fruchtsäfte, Gemüsesäfte, Wasser und vielerei Kräutertees.

Bei *Fruchtsäften* und *Fruchtsaftgetränken* ist unbedingt darauf zu achten, daß sie keinen Zucker enthalten. Kauft man sie nicht in Naturkostgeschäften, sollte man sich die Mühe machen, das Etikett zu prüfen, auf dem die Inhaltsstoffe angegeben sind. Besser als industriell gefertigte sind selbst gepreßte Säfte aus Äpfeln, Birnen, Holunder, Heidelbeeren, Zwetschgen, Rharbarber usw. Man sollte Fruchtsäfte jedoch nicht in zu großen Mengen trinken, da sie infolge der von ihnen in Gang gesetzten Gärungsprozesse nicht für jeden verträglich sind.

Gemüsepreßsäfte lassen sich aus einer Vielzahl von Gemüsearten herstellen. Sie enthalten meist in großen Mengen Vitamine und andere Vitalstoffe, überdies die nötigen Mineralsalze. Auch aus vielen Kräutern lassen sich Preßsäfte herstellen. Im folgenden möchte ich nur eine Auswahl von Säften geben, die Sie sich mittels eines Entsafters selbst zubereiten können:

Karottensaft, Tomatensaft, Selleriesaft, Weißkohlsaft, Zwiebelsaft, Brennesselsaft, Löwenzahnsaft, Kartoffelsaft, Rettichsaft, Rote-Bete-Saft usw.

Ein Glas Gemüsesaft am Tag empfiehlt sich unbedingt. Ein Zuviel kann wiederum unerwünschte Gärungsprozesse im Darm verursachen.

Als Wasser ist in erster Linie *Heilwasser* zu empfehlen, da diese Mineralwasser in der Regel einen hohen Kalium- und Mineralstoffgehalt haben, jedoch nur eine geringe Menge an Kochsalz (Natrium) aufweisen. Sie sind meist alkalisch und können einer Übersäuerung des Körpers entgegenwirken. »Stille Wasser« sind den kohlesäurehaltigen Wassern vorzuziehen. Eine Reihe dieser Heilwasser wirken entschlackend, stoffwechselfördernd sind bei Rheuma durchaus empfehlenswert. Mit diesen Heilwassern kann ein großer Teil des täglichen Flüssigkeitsbedarfs gedeckt werden. Es empfiehlt sich, auch für die Nahrungs- und Kräuterteezubereitung Tafelwasser ohne Kohlensäure zu verwenden, wovon besonders aus Frankreich mehrere Sorten in unseren Läden erhältlich sind. Das Wasser aus der Leitung dagegen hat alle natürlichen Wirkstoffe des Wassers verloren und ist mit chemischen Mitteln versetzt, so daß es eher schädlich ist und überdies auch den Geschmack der Speisen und Getränke negativ beeinflussen kann.

Aus einer Vielzahl von Kräutern lassen sich vorzügliche Aufgüsse bereiten. Spezielle Rheumaheiltees finden Sie im Abschnitt über die Heilkräuter (Seite 163 ff. Doch auch die bekannten *Kräutertees* aus Pfefferminze, Melisse, Hagebutten, Brombeerblättern usw. haben eine wohltuende Wirkung und sind recht geschmackvoll. Am besten ist es, wenn man die Kräuter selbst anbaut oder sammelt. Kräuter aus dem Großanbau sind oft auch chemisch gedüngt. (Über das Sammeln und Trocknen von Kräutern lesen Sie mehr im Abschnitt über die pflanzlichen Heilmittel, Seite 145 f.) Wichtig ist, daß man mit den Kräutertees abwechselt, denn auch ein gesunder Wirkstoff kann, im Übermaß genossen, schädliche Wirkung haben.

Die Molkekur

Eine hervorragende Stoffwechselförderung und Entgiftung des gesamten Organismus läßt sich mit einer Molke-Trink-Kur erreichen. Molke erhalten Sie heute nahezu in allen Reformhäusern.

Schon vor über zweitausend Jahren war Molke als das »heilende Getränk« bei allen Krankheiten bekannt, die durch einen gestörten Stoffwechsel verursacht wurden. Bei den alten Römern waren Molke-Bäder und Molke-Trink-Kuren beliebte medizinische Behandlungen bei den verschiedensten Krankheiten, z. B. bei Arthritis, Rheuma, Leberleiden, Nierenleiden, Vergiftungen oder Fettsucht.

Auch heute empfiehlt es sich, Molke-Trink-Kuren durchzuführen. Bewährt hat sich eine 6-Wochen-Kur. Dabei wird die Molke zusätzlich zur normalen Tageskost eingenommen. Allerdings sollte die Nahrung auf das angestrebte Kur-Ziel, nämlich die Stoffwechselanregung, die Entgiftung des Organismus durch Verdauungsanregung und Entwässerung, abgestimmt sein. Es ist also naheliegend, in dieser Zeit schwere Mehlspeisen, Hülsenfrüchte und Fleisch zu meiden. Vorteilhaft sind Rohkost, Gemüse und jede Form der Vollwertnahrung.

Trinken Sie während der 6wöchigen-Kur täglich etwa 600 g bist 800 g Molke. Am wirksamsten ist es, wenn sie schon morgens auf nüchternen Magen den größten Teil davon in mehreren kleinen Portionen zu sich nehmen.

Wenn Sie schon an Rheuma erkrankt sind, sollten Sie die Molke-Kur natürlich durch andere Therapiemaßnahmen unterstützen. Sehr wichtig ist in solchen Fällen ein ausgiebiges Bewegungstraining oder auch Gymnastik an der frischen Luft.

Auch wer noch nicht an rheumatischen Beschwerden leidet, sollte auf eine Molkekur nicht verzichten. Neben der Behandlung von Rheumaerkrankungen dient sie auch ganz hervorragend zu deren Vorbeugung.

Das Badezimmer als Kneipp-Zentrum

Leben und Schaffen des Sebastian Kneipp

Es gibt wohl kaum einen naturheilkundlich interessierten Menschen, dem der Name Kneipp nicht geläufig ist. Die nach Kneipp benannten und größtenteils auch von ihm entwickelten Heilmethoden werden mittlerweile in aller Welt in zahlreichen Kurorten und Sanatorien angeboten. Viele Anwendungen können jedoch auch ohne großen Aufwand zu Hause durchgeführt werden. Das Badezimmer wird dann zum häuslichen Kneipp-Zentrum.

Alle Kneipp-Verfahren beruhen letztlich auf der Heilkraft der vom Wasser auf der Haut ausgelösten Reize. Sebastian Kneipp hat diese Heilkraft am eigenen Leibe erfahren und danach seine Therapievorschläge entwickelt. Wer war nun dieser Mann?

Sebastian Kneipp wurde 1821 in einem kleinen Dorf im bayrischen Schwaben geboren. Als Webersohn wuchs er in Armut heran, so daß sein Herzenswunsch, Priester zu werden, sich nicht erfüllen konnte. Erst als er einen geistlichen Gönner fand, der ihm das Studium finanzierte, konnte er seinen Wunschberuf anstreben. Bald jedoch war er in seinen Studien durch den Ausbruch einer Lungentuberkulose, die sogar sein Leben bedrohte und seine Schaffenskunst lähmte, sehr eingeschränkt. Da fiel ihm eines Tages ein Buch von Dr. Siegmund Hahn mit dem langen Titel »Die wunderbare Heilkraft des frischen Wassers bei dessen innerlichem und äußerlichem Gebrauch auf die Leber der Menschen durch die Erfahrung bestätigt« in die Hände.

Angeregt durch dieses Büchlein unterzog sich Kneipp verschiedenen Wasserbehandlungen, wodurch sich sein schweres Leiden bald besserte und schließlich ganz ausheilte. So stieg er etwa zur großen Verwunderung seiner Mitbürger mitten im Winter in seinem Wohnort Dillingen in das Wasser der eiskalten Donau, was ihm außerordentlich guttat. Gesundet konnte er bald seine Studien fortsetzen und den geistlichen Beruf ergreifen.

Seine seelsorgerische Arbeit verknüpfte Kneipp immer mehr

mit der therapeutischen. Besonders armen Menschen, die sich keine ärztliche Behandlung leisten konnten, half er durch seine Wasseranwendungen und die Behandlung mit Heilkräutern, wobei ihm die Mediziner, die eine unliebsame Konkurrenz fürchteten, mehr als einmal die Justiz auf den Hals hetzten, weil er ohne ärztliche Zulassung Heilbehandlungen vornahm. Doch Kneipp ließ sich nicht beirren. Bald verbreitete sich sein Ruhm im ganzen Lande und sogar im Ausland bis nach Amerika. Unzählige Menschen spendeten ihm auf seinen Vortragsreisen Beifall, überall im Lande entstanden Kneipp-Vereine und seine Bücher erreichten hohe Verkaufszahlen. Kneipps Wirkungsort Wörishofen wurde zum ersten Kneipp-Kurort. Als Sebastian Kneipp 1897 starb, war sein Name zu einem Symbol für naturgemäße Lebensweise und Krankheitstherapie geworden.

Grundsätzliches über die Wasserheilkunde

Kern der Kneippschen Therapie ist die Wasserbehandlung (Hydrotherapie). Dabei kommt es weniger auf die chemische Zusammensetzung des Wassers, also auf die darin enthaltenen Stoffe an, sondern auf dessen Fähigkeit, relativ rasch und einfach Wärme und Kälte aufzunehmen und abzugeben. So kann das Wasser Wärme oder Kälte wesentlich rascher an die Haut weiterleiten als die Luft. Das sieht man am besten daran, daß 21 °C warme Luft an der Haut weder als besonders warm noch als besonders kalt empfunden wird, daß aber Wasser von gleicher Temperatur bei längerer Anwendungsdauer eine Kälteempfindung auf der Haut hervorruft. Umgekehrt kann man sich in der Sauna bei einer niedrigen Luftfeuchtigkeit von 10 bis 15 Prozent Temperaturen bis zu 100 °C aussetzen, während ähnliche hohe Wassertemperaturen natürlich tödliche Folgen hätten.

Grundsätzliches über Temperaturreize (Wärme und Kälte)

Es ist bekannt und in vielen Fällen auch nachweisbar, daß Menschen, die über längere Zeit hinweg ständig eine feuchte Kälte, etwa in einer schlecht isolierten Wohnung, ausgesetzt waren, später leicht rheumatische Erscheinungen bekamen. Diese Tatsache hat zu dem weit verbreiteten Mißverständnis geführt, daß die Heilanwendungen für Rheumakranke nun vor allem aus Wärmezufuhr bestehen sollte und Kälteanwendungen abzulehnen seien. Doch ist eher das Gegenteil richtig:

Bei allen entzündlichen und vielen nichtentzündlichen rheumatischen Prozessen sind eher kalte Anwendungen zu empfehlen. Das heißt natürlich nicht – und hier ist der entscheidende Unterschied zum Wohnen in einer kalten und feuchten Behausung –, daß die Patienten einer Dauerkälte ausgesetzt werden sollen. Es soll lediglich ein Kältereiz durch Kaltwasser oder einen Eisbeutel auf der Haut erzeugt werden, wodurch die Haut zu einer besseren Durchblutung angeregt wird. Dadurch wird der Transport und die Ausscheidung von Giftstoffen aus dem Körper beschleunigt.

Daß ein kurzer Kältereiz auf der Haut infolge angeregter Durchblutung eine Wärmeempfindung auslösen kann, weiß jeder von Ihnen, wenn er sich an das Schneeballwerfen erinnert.

Während bei entzündlichen Prozessen der Kältereiz immer vorzuziehen ist, da Hitze die Durchblutung eher hemmt, sollte bei den degenerativen Gelenkserkrankungen jeweils die Reaktionsweise der einzelnen Patienten erforscht werden. Gemeinsam mit dem Heilpraktiker oder naturheilkundlich ausgebildeten Arzt wird er sowohl kalte wie auch warme Anwendungen erproben, und es wird festgestellt, worauf der Patient besser anspricht.

Im folgenden Abschnitt sollen nun eine Reihe von Anwendungen vorgestellt werden, die zu Hause, meist ohne fremde Hilfe, durchgeführt werden können. Bei Anwendungen, die stärker in das Körpergeschehen eingreifen, empfiehlt es sich, vorher mit dem Naturheilkundler zu sprechen, worauf jeweils gesondert hingewiesen wird.

Die Kneippschen Waschungen

Allgemeines über Waschungen

Bei den Waschungen nach Kneipp wird stets eine dünne, aber möglichst gleichmäßige Flüssigkeitsschicht auf die Haut aufgetragen. Zum Auftragen eignet sich am besten ein leinenes Handtuch, das man vierfach faltet. Dieses wird in kaltes Wasser getaucht und danach ausgewrungen, so daß es nicht mehr tropft, aber noch genügend Feuchtigkeit enthält, um den Körper gleichmäßig zu benetzen.

Am vorteilhaftesten ist es, wenn Sie die Waschungen im Bett oder gleich nach dem Aufstehen durchführen, weil der Körper dann noch genügend vorgewärmt ist. Überhaupt ist es ein wichtiger Grundsatz aller Kaltwasserbehandlungen, daß das kalte Wasser nie auf einen bereits ausgekühlten, sondern auf einen warmen Körper treffen soll. Auch nach den Kaltwasseranwendungen sollten Sie Ihren Körper wieder erwärmen und nicht etwa mit kalten Füßen herumlaufen. Sonst holen Sie sich eine Erkältung, anstatt daß ihre Beschwerden sich bessern. Meist geschieht die Erwärmung nach den Waschungen so, daß man sich wieder das Nachthemd anzieht und noch einige Minuten im Bett verbringt. Man sollte jedoch nicht schwitzen.

Alle Arten der Waschungen, die nach den zu waschenden Körperteilen unterschieden werden, sollen nach einem bestimmten Schema vorgenommen werden. Wenn Sie die Beschreibung hier lesen, klingt das zunächst sehr kompliziert. Sie müssen jedoch, um die Waschungen durchzuführen, nicht den Text auswendig lernen. Probieren Sie einmal, vielleicht sogar noch ohne Wasser, die Reihenfolge des Vorgehens praktisch aus, dann werden Sie sich diese sicherlich in kurzer Zeit eingeprägt haben und müssen nicht jedesmal wieder nachlesen, was als nächstes zu tun ist.

Die Ganzwaschung: Beginnen Sie mit der Waschung am *Handrücken der rechten Hand,* also an der am Herzen abgewandten Seite. Sie drücken das Tuch ganz gleichmäßig leicht auf die Haut auf. Nun führen Sie es von der rechten Hand aus *den rechten Arm hinauf bis zur Schulter* und nochmals an anderer Stelle hinauf, so daß schließlich der Arm völlig mit Wasser benetzt ist. Dann wird die *Achselhöhle* ausgewaschen. Danach wechselt man die Tuchseite und behandelt *den linken Arm ebenso.* Nun fahren Sie mit dem neu ins Wasser eingetauchten Tuch mit mehreren strichartigen Bewegungen *über den Hals.* Es geht nun weiter zum *Brustkorb,* dessen vorderer oberer Teil benetzt wird. Danach fahren Sie mit einigen Strichen die *rechte Körperseite hinunter,* führen den Lappen *über das rechte Bein zum Fußrücken und an der Innenseite des Beins wieder herauf über den Bauch bis zum Brustkorb* und danach *noch einmal auf gleiche Weise hinauf und hinunter.* Dann sollte die ganze rechte Seite gleichmäßig mit einem Wasserfilm benetzt sein. An der *linken Seite verfährt man nun ebenso.* Nun drehen Sie sich um und waschen die *hintere Körperseite ebenso* (Hals, Rücken, Gesäß, Unterschenkel rechts, wieder hoch, dann Rücken, Gesäß, Unterschenkel links). Hierzu brauchen Sie eventuell einen Helfer, da auch der Rücken gleichmäßig mit dem Wasser benetzt werden soll. Zum Schluß werden dann die *Fußsohlen* abgewaschen.

Hier noch einmal das gesamte Schema für die Ganzwaschung: Rechter Handrücken, rechter Arm, linker Handrücken, linker Arm, Hals, Vorderseite rechts, Vorderseite links, Rückseite rechts, Rückseite links, Fußsohlen.

Neben den Ganzwaschungen gibt es auch Oberkörperwaschungen, Unterkörperwaschungen, Leibwaschungen, die nach dem gleichen Prinzip vorgenommen werden. Über die genaue Anwendungsweise unterrichten spezielle Kneipp-Lehrbücher, die im Buchhandel erhältlich sind.

All diese Waschungen kräftigen den Organismus, regen die Durchblutung der Haut und den Stoffwechsel des Körpers an. Dadurch werden belastende Giftstoffe schneller abtransportiert und ausgeschieden. Hierin liegt die Bedeutung der Waschungen als unterstützende Therapie bei allen rheumatischen Erkrankungen.

Die Kneippschen Wickel

Über die Behandlung mit Wickeln hat Kneipp in seinem grundlegenden Werk »Die Wasserkur« unter anderem geschrieben:

»Wie jeder Wickel seinen eigenen Namen trägt, so hat er auch seine eigene Wirkung, und wie die Wickel ganz verschieden voneinander sind, so sind auch ihre Wirkungen verschieden. Doch darin stimmen alle überein, daß sie auflösen, die kranken Stoffe selber aufzehren, ableiten und so die Natur verbessern.«

Diese hier beschriebene Wirkung macht die Wickel in der Rheumatherapie, die ja immer in erster Linie Entgiftungstherapie ist, unentbehrlich. Außerdem bringen die Wickel wie jede kalte Wasseranwendung auch die Blutzirkulation in Gang und stärken das Nervensystem. Wie jedes naturheilkundliche Mittel und die gesamte Hydrotherapie wirken diese Wickel nicht nur lokal (örtlich), sondern beeinflussen das gesamte Körpergeschehen günstig.

Allgemeines über die Anwendungsweise der Wickel:

Alle kalten Wickel sollte man im Bett in einem erwärmten Zimmer anlegen. Auf jeden Fall sollten Sie auch hier darauf achten, daß vor dem Anlegen die Haut gut durchwärmt ist. Ist dies nicht schon durch die Bettwärme geschehen, können Sie Wärmflaschen oder warme Bäder zu Hilfe nehmen. Es empfiehlt sich, vor dem Anlegen der Wickel die Blase und, wenn möglich, auch den Darm zu entleeren.

Für die Wickel sind verschiedene Tücher nötig, deren Größe sich nach der Größe der Körperpartien richtet, an denen die Wickel angelegt werden. Ein grobes Leinentuch (auch »nasses Tuch« genannt) ist das eigentliche Wickeltuch. Es wird in Wasser getaucht, ausgewrungen und fest um den zu wickelnden Körperteil gelegt. Beim Anlegen sollte man ohne Hektik vorgehen. Über diesen Wickel legen Sie als zweites Tuch das sogenannte

»Zwischentuch«, ein poröses Leinentuch, das das nasse Tuch bedecken soll. Dieses Zwischentuch hat die Aufgabe, das Abdunsten gleichmäßig verlaufen zu lassen und das außen liegende »Abschlußtuch« aus Wolle oder Flanell vor der Feuchtigkeit zu schützen. Dieses dritte Tuch sollte kleiner als das Zwischentuch sein, so daß es die Haut an keiner Stelle berührt. Auch wird dann eher vermieden, daß Schweiß und ausgeschiedene Giftstoffe sich in der schwer waschbaren Wolle festsetzen. Alle Wickeltücher sollen fest an dem betreffenden Körperteil anliegen, so daß keine Luftzwischenräume entstehen. Andererseits sollten sie nicht so fest gewickelt sein, daß das Blut abgeschnürt wird.

Nicht alle Wickel können Sie allein anlegen, sondern bedürfen eines Helfers. Wenn nun der Wickel angelegt ist, sollten Sie gut eingepackt sein, auch die Arme verbleiben unter der Bettdecke. Unbedingt ist Ruhe nötig. Sie sollten darauf verzichten zu lesen, Radio zu hören oder fernzusehen.

In der Regel ist eine halbe Stunde nach der Entfernung des Wickels der Körper wieder genügend erwärmt, sonst muß gegebenenfalls mit der Wärmflasche nachgeholfen werden. Nach dieser halben Stunde sollten Sie sich abtrocknen und dann aufstehen, wenn keine akute Krankheit Sie ans Bett fesselt.

Alle Wickel können auch mit Zusätzen verabreicht werden. Dafür sind Heublumen, Zinnkraut, Haferstroh, Eichenrinde und Senfmehl zu empfehlen. Näheres darüber erfahren Sie in den Abschnitten über Auflagen und Bäder (Seite 112ff. und 122ff.).

Es gibt in der Kneipp-Heilkunde kalte, temperierte, warme und heiße Wickel. Temperierte und warme Wickel kommen fast nur als Mittel der Fieberbehandlung in Frage. In erster Linie ist für die Rheuma-Therapie der kalte Wickel von Bedeutung. Nur dadurch wird der nötige Reiz auf die Haut ausgeübt, der die Blutzirkulation und die Abfuhr von Schadstoffen in Gang setzt. Überdies haben kalte Wickel einen abhärtenden Effekt.

Die einzelnen Wickel:

Für die ganzheitliche Rheumabehandlung kommen vor allem Wadenwickel, Brustwickel, mitunter auch Armwickel und Lendenwickel in Frage.

Beim **Wadenwickel** werden beide Waden zwischen Knöchel und Kniekehle eingepackt. Sie können den Wadenwickel leicht selbst anlegen. Dabei sollten Sie darauf achten, daß das Abschlußtuch über beide Beine zugleich gelegt wird.

Beim **Armwickel** werden die Hand und der ganze Arm bis zur Schulter eingepackt. Sollten nicht nur lokale Wirkungen erzielt werden, sondern das gesamte Körpergeschehen positiv beeinflußt werden, empfiehlt es sich, beide Arme zugleich einzupakken. Die Armwickel können selbstverständlich nicht ohne Hilfe richtig angelegt werden.

Es sollte beim Anlegen folgendermaßen vorgegangen werden: Das Wickeltuch wird als Viereck hingelegt und dabei das obere, dem Körper näher liegende Ende schräg nach außen umgeschlagen. So entsteht eine längere und eine kürzere Seite. Die längere Seite soll an der Außenseite, die kürzere an der Innenseite des Armes zu liegen kommen. Es wird zunächst die Hand, dann der Arm eingepackt. Jedes der Tücher soll an Arm und Hand fest aufliegen.

Der **Lendenwickel** erstreckt sich vom Nabel bis zum halben Oberschenkel. Auch hier sollten Sie darauf achten, daß alle Tücher glatt anliegen und keine Luftzwischenräume entstehen. Sie können sich den Ledenwickel selbst anlegen, indem Sie die Tücher offen auf dem Bett ausbreiten, sich darauf legen und den Wickel schließen.

Der **Brustwickel** reicht von den Achselhöhlen bis zum unteren Rand des Brustkorbes. Zum Anlegen ist eine Hilfsperson nötig. Diese steht an der Seite des Kranken und wickelt von der entfernten Seite her. Es ist vor allem darauf zu achten, daß die Wickel gut anliegen, aber wiederum nicht so straff sitzen, daß die Atmung behindert wird. Das Festziehen der Wickel soll bei einer mittleren Atemstellung des Brustkorbes zwischen Ein- und Ausatmen erfolgen.

Alle weiteren Wickel, z. B. Handwickel, Fußwickel, Beinwickel, Halswickel und Kopfwickel dienen mehr der lokalen Behandlung. Über die Methoden beim Anlegen geben spezielle Kneipp-Fachbücher Auskunft.

Auflagen – Packungen – Umschläge

Wir behandeln die Anwendungen in einem gemeinsamen Abschnitt, da diese Begriffe oft durcheinandergebracht werden.

Auflagen

Auflagen sind wickelähnliche Anwendungen, wobei jedoch das nasse Wickeltuch nicht um das ganze Körperteil gewickelt wird, sondern gefaltet den Körper nur von einer Seite bedeckt. Bei rheumatischen Erkrankungen sind vor allem Breiauflagen und die Quarkauflage zu empfehlen.

Mit der **Quarkauflage** lassen sich bei akuten Gelenkentzündungen ausgezeichnete Wirkungen erzielen. Der Quark (Topfen) entzieht dem Körper Giftstoffe, wodurch schon oft nach wenigen Anwendungen die Schmerzen der Patienten nachlassen. Auf längere Zeit hin gesehen, ist mit einer deutlichen Entgiftung und einer Besserung des Leidens zu rechnen. Um eine Quarkauflage herzustellen, müssen Sie den Quark mit Milch zu einem nicht allzu festen Brei verrühren. Dann tragen Sie den Quark kalt auf die Haut auf und bedecken ihn mit einem Zwischentuch und einem Wolltuch. Diese Auflage sollten Sie so lange auf der Haut lassen, bis der Quark infolge der Körperwärme trocken geworden ist. Dies dauert einige Stunden, da der Quark lange seine kühlende Wirkung behält.

Als warme Auflagen, die nicht bei Entzündungen angewandt werden sollen, kommen **Breiauflagen** in Frage. Hierbei sollten Sie Kartoffelbrei oder anderen Brei in ein Säckchen oder ein Tuch einschlagen und auf die zu behandelnden Stellen legen. Außen wird die Auflage wiederum mit einem Wolltuch abgedeckt. Vor dem Auflegen sollten Sie jedoch prüfen, ob die Packung nicht zu heiß ist. Dazu halten Sie sie an eine wärmeempfindliche Partie Ihres Körpers, etwa an die Wange.

Bei den Breiauflagen ist nicht die Art des Breis ausschlaggebend, sondern die Wirkung als Wärmespeicher. Doch benutzt man neben Kartoffeln auch Leinsamen und Bockshornklee wegen ihrer heilsamen Wirkung.

Der Heusack: Diese vielleicht wirksamste *Auflage* bei rheumatischen Erkrankungen stellt ein uraltes Hausmittel dar. Seine Anwendung dient sowohl der Linderung lokaler Schmerzen wie auch einer ganzheitlichen Behandlung.

Der Heusack ist ein Sack aus grobporigem wasserdurchlässigen Leinen, dessen Größe davon abhängt, auf welche Körperstellen er aufgelegt werden soll. Dieser Sack wird etwa fünf bis zehn Zentimeter hoch mit Heublumen gefüllt.

In einem Pflanzenführer werden Sie Heublumen vergebens suchen. Es handelt sich dabei einfach um die Abfälle des gelagerten Heues. Sie bestehen aus Samen, Blüten und Blättern verschiedener Wiesengräser und Wiesenblumen, so daß die Zusammensetzung nicht immer gleich ist.

Am besten wirken die Heublumen, wenn sie getrocknet noch kräftig riechen, also einen hohen Anteil an ätherischen Ölen besitzen.

Wenn Sie nun den Leinensack zu etwa zwei Dritteln mit Heublumen gefüllt haben, wird er verschlossen, in ein Gefäß gelegt und mit kochendem Wasser übergossen. Nach fünf bis zehn Minuten können Sie ihn aus dem heißen Wasser herausnehmen. Dann müssen Sie ihn gut auspressen. Feuchte Hitze tut der Haut bekanntlich nicht gut, sondern kann leicht zu Verbrennungen führen. Zum Auspressen kann man den Heusack etwa zwischen zwei Holzbretter legen. Den ausgepreßten Heusack schlagen Sie nun in ein Wolltuch ein. Seine Temperatur sollte etwa 40 °C betragen.

Nun wird der Heusack auf die schmerzenden Gelenke aufgelegt. Ein Zwischen- und ein Abschlußtuch werden darüber ausgebreitet und damit der Sack stramm eingewickelt. Es soll keine Verdunstungswärme entweichen.

Den Heusack können Sie etwa eine Stunde auf den Gelenken liegen lassen. Danach sollten Sie noch etwa eine halbe Stunde Bettruhe einhalten. Am Schluß empfiehlt sich eine kalte Waschung.

Packungen

Besonders erfolgreich bei der Rheumatherapie sind **Lehmpakkungen.** Sie wirken vor allem als Mittel der lokalen Behandlung. Lehm wirkt reinigend und entgiftend, bindet Krankheitserreger und Giftstoffe durch Aufsaugen.

Zur Herstellung einer Lehmpackung wird der Lehm kalt zu einem salbenartigen Brei verrührt. Diesen streicht man etwa fingerdick auf einen Leinenlappen und gibt diesen auf die zu behandelnde Körperstelle. Dann sollten Sie mit einem Zwischentuch und einem Wolltuch den Lehm luftdicht abschließen. Der Lehm bleibt bis zur Trocknung liegen. Das kann mehrere Stunden dauern.

Am praktischsten ist es, wenn Sie die Packung über Nacht anlegen. Zunächst bleibt der Lehm lange kühl und entzieht dem Körper Wärme. Beginnt er zu trocknen, entfaltet er seine Saugwirkung, mit der er dem Körper Giftstoffe entzieht. Nachdem der Lehm trocken geworden ist, können Sie ihn mit warmem Wasser ohne größere Schwierigkeiten entfernen. Anschließend ist es günstig, wenn Sie die Haut mit einer guten Creme oder mit Olivenöl eincremen, da Lehm der Haut – besonders bei häufiger Anwendung viel Fett entzieht.

Der verwendete Lehm sollte möglichst keimfrei sein. Wenn man ihn nicht keimfrei kauft (Reformhaus), sondern selbst aus der Lehmgrube holt, kann man ihn keimfrei machen, indem man ihn auf einer heißen Herdplatte eine Stunde erhitzt, dann pulverisiert und anschließend das Pulver mit Wasser zu Lehmbrei verrührt.

Noch häufiger finden in den letzten Jahren die **Fangopackungen** (Schlammpackungen) Anwendung, auch bei nicht speziell naturheilkundlich ausgebildeten Ärzten und Masseuren. Fango ist das italienische Wort für Schlamm, meint aber vor allem den mineralhaltigen Schlamm aus Vulkanseen. Meist werden sie als heiße Fangopackungen in der ambulanten Behandlung verwendet.

Umschläge

Während es bei den Lehm- und Schlammpackungen vor allem auf die Wärme- und Kälte, bzw. auf die Saugwirkung ankommt, entwickeln die **Heilerde-Umschläge** ihre Heilwirkung auch auf Grund des verwendeten Stoffes. Unter Heilerde versteht man feingesiebte, pulverisierte Tonerde, die keimfrei ist. Man verwendet sie auch innerlich bei Störungen der Magen- und Darmfunktion, vor allem jedoch für Packungen und Wickel. Hierzu wird die Heilerde mit Wasser zu einem Brei verrührt, der dann wie eine Lehmpackung aufgetragen wird und bis zum Trocknen liegenbleibt. Die Heilerde entzieht dem Körper Flüssigkeit und Giftstoffe und die Umschläge wirken darüber hinaus kreislaufanregend.

Die Kneippschen Güsse

Im Mittelpunkt der Kneipp-Anwendungen stehen die kalten Güsse. Mit ihnen hat sich Kneipp selbst und andere Menschen kuriert. So hat er mit einer einfachen Gießkanne voll kaltem Wasser sich und seine Patienten begossen, zunächst zum großen Erstaunen der Augenzeugen. Besser zu handhaben ist jedoch ein Schlauch mit einem Durchmesser von ein bis zwei Zentimetern.

Bei den Kneippschen Güssen unterscheidet man zwischen einfachen Güssen, bei denen ein Wasserstrahl mit geringem Druck Anwendung findet und den sogenannten Blitzgüssen, bei denen aus einer etwas größeren Entfernung Wasser mit großem Druck auf den Körper gespritzt wird. Letztere Behandlung erfordert jedoch einen größeren technischen Aufwand und ist daher im häuslichen Badezimmer im Normalfall nicht durchzuführen. Wir können uns daher auf die Darstellung der einfachen Güsse beschränken.

Allgemeines über die Technik der Güsse

Wie bei allen Kaltwasseranwendungen muß der Körper vorher aufgewärmt sein. Auch nach Beendigung des Gusses müssen Sie Ihren Körper wieder gut erwärmen. Ein günstiger Zeitpunkt für diese Anwendung ist – wie bei den Waschungen – gleich nach dem Aufstehen, weil der Körper noch vom Bett durchgewärmt ist.

Die Zeitdauer der Güsse läßt sich nicht in Sekunden festlegen und wird daher nicht bei der Beschreibung der einzelnen Güsse angegeben. Nach wenigen Sekunden der Anwendung erfolgt eine sichtbare Reizung der Haut oder ein Wärmegefühl, zuweilen auch ein kleiner Schmerz.

Dies sind Zeichen, daß die erwünschte Reaktion eingetreten ist. Danach können Sie mit dem Guß aufhören, bzw. an anderen Körperstellen fortfahren.

Als Gerät ist ein Wasserschlauch mit einem Durchmesser von ein bis zwei Zentimetern der Gießkasse oder der Dusche vorzuziehen. Der Druck des Wassers sollte so eingestellt werden, daß beim waagerechten Halten des Schlauchs das Wasser etwa fingerbreit herausquillt.

In der Badewanne sollte ein Rost oder ein anderer Gegenstand liegen, der verhindert, daß man während der Anwendung im kalten Wasser steht.

Man gießt nun so, daß das Ende des Schlauchs wie ein Federhalter zwischen den Fingern gehalten wird und daß das Wasser leicht schräg auf die Haut auftrifft. Das Schlauchende sollte dabei etwa eine Handbreit vom Körper entfernt sein. Das Wasser soll gleichmäßig auf den Körper auftreffen, ohne zu spritzen, und den betreffenden Körperteil nahezu gleichmäßig umhüllen. Während des Gusses sollte man ruhig und entspannt durchatmen. Nach dem Guß sollten Sie die Haut nach Möglichkeit nicht abtrocknen, sondern das Wasser lediglich abstreifen.

Je nach Anwendungsgebiet unterscheidet man zwischen Knieguß, Schenkelguß, Unterguß, Rückenguß, Vollguß, Armguß, Brustguß, Oberguß, Kopfguß, Augenguß, Ohrenguß. Nicht alle diese Arten finden bei der Rheumatherapie Verwendung. Sie sollten jedoch mehrere dieser Güsse kennen und zwischen ihnen des öfteren abwechseln.

All diese Güsse erfolgen in bestimmter Reihenfolge, die in speziellen Kneipp-Lehrbüchern in allen Einzelheiten nachzulesen ist. Wir wollen uns hier auf die Darstellung der wichtigsten Güsse beschränken. Auch hierbei gilt, daß Sie sich nicht von der notwendigerweise umständlichen Beschreibung irremachen lassen sollten. Die Praxis ist viel einfacher. Nicht alle Güsse können ohne Helfer ausgeführt werden.

Beim **Knieguß** werden nicht nur die Knie, sondern beide Unterschenkel bis oberhalb der Kniescheibe bzw. der Kniekehle begossen. Um den Körper nicht allzusehr abkühlen zu lassen, werden nur die Beine bis zu den Oberschenkeln entkleidet. Die verbliebenen Kleidungsstücke sollten allerdings nicht zu eng sitzen. Der Knieguß kann ohne Helfer ausgeführt werden.

Der Guß beginnt an der *Außenseite des rechten Fußrückens.* Dies ist die Stelle, die dem Herzen am weitesten entfernt liegt. Sie können sich als eine Grundregel für alle kalten Güsse merken, daß immer an der herzabgewandten Seite begonnen wird, um die Gefahr von Schockreaktionen zu vermeiden. Vom *Fußrücken* aus geht man nun mit dem Wasserstrahl *an der Außenseite der Wade entlang langsam zu den Kniekehlen hoch.* Die Kniekehle ist besonders reich an Verästelungen von Gefäßen und Nerven, wie Sie sicher selbst schon gespürt haben. Dort verharrt man 5 bis 10 Sekunden, bis man eine Reaktion verspürt. Den Schlauch sollten Sie dabei nur leicht hin- und herbewegen.

Danach führen Sie den Strahl *an die Innenfläche des rechten Unterschenkels und wieder bis zum Fuß* hinab. Nun kommt der *linke Fuß und das linke Bein* dran. Also: *Linker Fußrücken, an der Außenseite hoch zur Kniekehle,* verharren. Jetzt aber geht man wieder zum *rechten Unterschenkel* über, führt den Strahl *zur Kniekehle* hoch, wartet und geht zur *linken Kniekehle* über, wartet und führt den Strahl erst jetzt zurück zum *linken Fuß*. Nun drehen Sie sich um und verfahren an *der Vorderseite der Beine* genauso. Wie vorher an der Kniekehle, wird nunmehr an der Kniescheibe jeweils einige Sekunden innegehalten.

Damit Sie die Übersicht nicht verlieren, nochmals eine Zusammenfassung des Schemas des Fußgusses: Rechter Fußrücken, Außenseite des rechten Beines, Wade, Kniekehle rechts, Innenseite des rechten Unterschenkels, Außenseite des linken Fußrükkens, linke Wade, linke Kniekehle, rechte Kniekehle, linke Kniekehle Innenseite der linken Wade, vorne genauso, Fußsohlen.

Beim **Schenkelguß** werden *beide Beine* und *das Gesäß* begossen. Das Schema entspricht weitgehend dem des Kniegusses und läßt sich wie folgt darstellen: Rechter Fußrücken, rechte Wade und Rückfläche des Oberschenkels, Gesäß, Innenseite des rechten Beines, linker Fußrücken, linke Wade und Rückfläche des linken Oberschenkels, linker Gesäßmuskel, rechter Gesäßmuskel, linker Gesäßmuskel, Innenseite des linken Beines, vorne entsprechend wie hinten, Fußsohlen.

Der **Unterguß** wird auch verlängerter Schenkelguß genannt. Er reicht bis zum Rippenbogen hoch. Da er einen beträchtlichen Reiz auf den Organismus ausüben kann, sollten Sie vorher den Arzt fragen, ob Sie diese Form anwenden können. In der Technik ähnelt der Unterguß dem Schenkelguß, nur daß man *über das Gesäß hinaus bis zur 12. Rippe* geht. Dabei ist zu beachten, daß der Wasserstrahl nur ganz flach auffällt, damit die Nieren nicht gereizt werden. Ebenso sollten Sie vorne die Blasengegend aussparen. Das Schema des Untergusses sieht wie folgt aus: Rechter Fuß, rechtes Bein, 12. Rippe rechts, abwärts bis zum Fuß, linker Fuß, linkes Bein, 12. Rippe rechts, 12. Rippe links, abwärts, vorne entsprechend, Kreisen von rechts nach links, links zum Fuß hinunter, Fußsohlen.

Zum **Rückenguß** benötigen auch gelenkige Menschen einen Helfer. Er stellt einen großen Reiz auf den Organismus dar, das heißt, sie sollten ihn nicht ohne ärztliche Erlaubnis anwenden.

Man beginnt beim Rückenguß am *rechten Fuß*, geht dann *über die Wade hoch bis zum Gesäß*. Dann wird der Strahl an der *Innenseite des rechten Beins* hinabgeführt. Danach erfolgt ein Wechsel zum *linken Fuß*. Anschließend geht man *links bis zum Gesäß* hoch. Der Helfer, auch Gießer genannt, hält nun den Schlauch so, daß das Wasser dem Patienten *in die aufgehaltene Hand fällt*, mit der er sich nun selbst die *Herzgegend* wäscht. In der Zwischenzeit kann der Gießer den *Rücken* waschen. Dann nimmt er den Schlauch in die rechte Hand, wobei die Öffnung nach oben schauen soll. Mit dieser Schlauchhaltung geht man nun, an der *rechten Hand* beginnend, den *rechten Arm bis zum Schulterblatt* hoch, bleibt dort einige Sekunden stehen, damit das Wasser gleichmäßig an der rechten Seite des Rückens hinabfließt. Danach geht man den *Rücken abwärts zum Gesäß* und wechselt *unterhalb des Gesäßes zum linken Arm* über. Dort steigt man in gleicher Weise wie beim rechten Arm wieder *bis zum Schulterblatt* hoch. Am linken Schulterblatt verweilt man ebenso wie am rechten. Danach geht man noch dreimal vom linken zum rechten und vom rechten zum linken Schulterblatt und erst danach die linke Seite abwärts. Der Wechsel vom rechten zum linken Schulterblatt erfolgt unterhalb des Gesäßes, worauf dann der Strahl den Rücken entlang nach oben geführt wird. Die Wirbelsäule sollte jedoch nicht vom Wasserstrahl getroffen werden.

Schema des Rückengusses: Rechter Fußrücken, rechtes Bein bis zum Gesäß, Innenseite hinunter, linkes Bein bis zum Gesäß, Herzgegend und Brust benetzen, rechten Arm hinauf bis zum rechten Schultergelenk, linker Arm bis zum linken Schulterblatt, Wechsel unterhalb vom Gesäß, Rücken neben der Wirbelsäule hoch bis zum rechten Schulterblatt, linke Rückenseite, Innenfläche des linken Beins abwärts, Fußsohlen.

Beim **Vollguß** wird der ganze Körper begossen. Natürlich sollten Sie sich dieser Anwendung nur mit ärztlicher Erlaubnis unterziehen. Da der Vollguß in vielen Teilen dem ausführlich dargestellten Rückenguß entspricht, soll hier nur das Schema anstelle einer ausführlichen Beschreibung wiedergegeben werden:

Rechter Fuß, rechtes Bein aufwärts, linker Fußrücken, linkes Bein aufwärts bis zum Gesäß, Brust und Herzgegend waschen, rechter Arm, rechtes Schulterblatt, Rücken abwärts, unterhalb vom Gesäß wechseln, linker Arm bis zur linken Schulter, Rumpf abwärts, Wechsel unterhalb der Schamgegend, linker Arm linke Schulter, Wechel nach rechts, Wechsel nach links, links abwärts, Fußsohlen.

Beim *Armguß* werden beide Arme begossen; ein Helfer ist vonnöten. Der Patient steht vor der Badewanne, in der ein Fußbänkchen steht. Dieses ergreift er nun mit beiden Armen. Ein Gießer beginnt am *rechten Handrücken,* geht *an der Außenseite des rechten Arms hoch bis zum Schultergelenk* und hält da einige Sekunden inne. Dabei soll das Wasser gleichmäßig den rechten Arm hinabfließen. Nun führt er den Strahl *die Innenseite des Arms* hinab. Am *linken Arm* wird auf die gleiche Weise verfahren. Dann kommt noch einmal der *rechte Arm* dran. Der Strahl geht an der Vorderseite des Arms hoch und wieder hinab, wobei die Handflächen nach außen gedreht werden sollen. In gleicher Weise verfährt man mit dem linken Arm. Eine vereinfachte Form des Armgusses können Sie auch ohne Helfer unter der Wasserleitung ausführen: Sie lassen den Strahl aus dem Wasserhahn auf den Handrücken auffallen und beugen sich dann so, daß der Strahl langsam den rechten Arm hochklettert und von der Schulter aus wieder herabfließt. In gleicher Weise verfahren Sie mit dem linken Arm.

Schema des Armgusses: Rechte Hand, rechter Arm bis zur Schulter, linke Hand, linker Arm bis zur Schulter, Wiederholung.

Der **Brustguß** sollte nicht bei Herzerkrankungen oder Erkrankungen der Atemwege zur Anwendung kommen. Man beginnt *am rechten Handrücken,* steigt wie beim Armguß *zum Schultergelenk* hoch und geht *an der Innenfläche des Armes abwärts.* Dann hält man den Schlauch senkrecht nach oben und geht *innen am linken Arm bis zur Achselhöhle hoch.* Von hier wechselt man auf die *Brust* über, die man mehrmals umkreist und geht *am lin-*

ken Arm entlang wieder abwärts. Das Schema: Rechter Arm bis zur Schulter, abwärts, linker Arm Innenseite, Brust dreimal umkreist, linker Arm abwärts.

Wechselgüsse – Wechselduschen – Trockenbürsten

Pfarrer Kneipp kannte nur kalte Güsse. Im Laufe der Jahre wurden jedoch auch Wechselgüsse in die Behandlung eingeführt. Dabei wechseln kalte und warme Güsse miteinander ab. Die Temperatur der warmen Güsse soll um 40 °C liegen, die des kalten Gusses zwischen 8 und 15 °C, also etwa Leitungstemperatur. Der Wechsel zwischen warmen und kalten Güssen kann ein- bis zweimal ohne Pause erfolgen. Durch diesen Wechsel wird die Hautoberfläche einem Reiz ausgesetzt, der die Ausscheidung von Giftstoffen beschleunigt.

Merke: Bei allen Wechselanwendungen beginnt man warm und endet mit der kalten Anwendung.

Das Trockenbürsten: Eine der wenigen Kneipp-Anwendungen, die ohne Einsatz von Wasser erfolgen, ist das Trockenbürsten. Es wird am besten morgens mit einem Frotteetuch oder einer Hautbürste durchgeführt. Eine solche Hautbürste sollte einen langen Stiel besitzen, so daß Sie damit auch jede Stelle Ihres Rückens gut erreichen können.

Es wird zunächst *der rechte Arm,* dann *das rechte Bein,* dann *der linke Arm* und *das linke Bein* in Richtung Herz gebürstet, bis eine leichte Hautrötung oder ein Wärmegefühl eintritt. Auf dem *Bauch werden Kreisbewegungen* ausgeführt. *Brust* und *Rücken* sollen von innen nach außen gebürstet werden.

Das Bürsten regt die Hautfunktionen an. So kann die Haut ihre wichtige Aufgabe als Ausscheidungsorgan verstärkt wahrnehmen. Die gleichzeitig erfolgende Reizung der Nervenenden trägt zur Anregung des vegetativen Nervensystems bei.

Nach dem Trockenbürsten sollten sie Ihre Haut mit dünnflüssigen Pflanzenölen einölen. Dies schützt vor Anfälligkeit gegen Nässe und Kälte und ist somit allen Rheumakranken besonders ans Herz zu legen. Zum Einölen werden einige Tropfen des Öls auf beiden Handflächen verteilt und damit der ganze Körper leicht massiert. Diese Anwendung sollte man jedoch nicht am Abend ausführen, da sie sich ungünstig auf den Schlaf auswirkt.

Die Bäder-Therapie nach Kneipp

Die Kneippschen Bäder lassen sich alle in der häuslichen Badewanne durchführen. Für einige spezielle Bäder sind besondere Wannen (z. B. Sitzbadewannen für Sitzbäder) zu empfehlen.

Man unterscheidet »einfache kalte Bäder« (mit einer Temperatur bis zu 18 °C, »einfache warme Bäder« mit einer Temperatur von 35 °C bis 38 °C und »heiße Bäder« mit einer Temperatur von 39 °C bis 45 °C. Neben diesen »einfachen Bädern« d. h. Bädern mit konstanter Temperatur gibt es Wechselbäder, ansteigende Bäder und absteigende Bäder. Für die Rheumatherapie kommen in erster Linie die kalten Bäder in Frage, mitunter auch ansteigende Bäder (besonders das »ansteigende Fußbad«) und Wechselbäder. Warmbäder sollten Sie nur zur Körperreinigung anwenden. Es gibt jedoch eine Ausnahme: Alle Kräuterbäder werden in warmem Wasser durchgeführt, da hier die in den Kräutern enthaltenen Wirkstoffe und nicht der Temperaturreiz auf die Haut entscheidende Bedeutung haben.

Bei den *kalten Bädern* ist wie bei jeder anderen Kaltwasseranwendung zu beachten, daß der Körper vorher gut angewärmt sein muß. Das Badezimmer sollte während der Anwendung genügend temperiert sein. Es empfiehlt sich darüber hinaus, daß Sie erst dann die Kleider ablegen, wenn alle Vorbereitungen getroffen sind und Sie sofort ins Wasser steigen können. Ansonsten kann es passieren, daß der Körper schon vorher ausgekühlt ist und Sie sich eine Erkältung holen. Wie nach jeder Kaltwasseranwendung soll der Körper auch hinterher wieder gründlich aufgewärmt werden, entweder im noch warmen Bett am Morgen oder durch gymnastische Übungen oder einen Spaziergang.

Die Dauer der kalten Bäder ist kurz. Sobald eine Rötung der

Haut oder ein Wärmeempfinden auftritt, was meist nach wenigen Sekunden der Fall ist, soll die Anwendung beendet werden. Das Wasser wird vom Körper nur abgstreift, die Haut also nicht abgetrocknet. Weiter müssen Sie unbedingt beachten, daß zwischen den Mahlzeiten und einem kalten Bad eine Zeitspanne von mindestens zwei Stunden liegen soll.

Eine der anstrengendsten Kneipp-Anwendungen stellt **das kalte Vollbad** dar. Sie sollten vor der Anwendung auf jeden Fall den Arzt befragen. Bei dieser Form des Bades taucht man den gesamten Körper wenige Sekunden ins kalte Wasser. Vorher sollten Sie jedoch, wie Sie es aus dem Schwimmbad kennen, Brust, Rücken und Stirn mit kaltem Wasser benetzen. Dann begeben Sie sich ohne Hast und Eile und ohne Angst in das kalte Wasser. Sobald die erste Hautreaktion auftritt, spätestens aber nach 10 bis 15 Sekunden, sollten Sie das Wasser wieder verlassen. Danach soll der Körper wieder angewärmt werden.

Beim **kalten Halbbad** wird die Wanne nur etwa zur Hälfte mit Wasser gefüllt. Der Unterkörper und beide Beine tauchen gleichzeitig in das kalte Naß. Wie beim Vollbad setzen Sie sich bitte langsam in die Wanne und benetzen Herzgegend und Rükken mit dem kalten Wasser. Die Dauer des Halbbads beträgt etwa 10 bis 15 Sekunden, danach muß der Körper wieder aufgewärmt werden.

Für **das kalte Sitzbad** würde ich Ihnen empfehlen, sich eine Sitzbadewanne zu besorgen. (Näheres darüber im Abschnitt über das »ansteigende Sitzbad«). Beim Sitzbad tauchen Sie das Gesäß, einen Teil der Oberschenkel und den Leib bis etwa zum Nabel ins Wasser. Die Beine sollen jedoch über die Wanne heraushängen. Nach etwa 6 bis 10 Sekunden können Sie das Wasser wieder verlassen. Der Körper wird mit Ausnahme der behaarten Teile nicht abgetrocknet, das Wasser nur abgestreift.

Für **das kalte Armbad** genügt ein Waschbecken. Sie tauchen beide Arme bis zu den Oberarmen ins kalte Wasser. Die Dauer kann bis zu 20 Sekunden betragen. Nach dem Armbad können Sie durch Schwingen und Kreisen der Arme für die notwendige Wiedererwärmung sorgen.

Das kalte Fußbad. Der von Kneipp eingeführte Ausdruck »Fußbad« mag etwas irreführend sein, denn es werden nicht nur die Füße, sondern die Beine bis oberhalb der Waden ins Wasser getaucht. Der Ausdruck »Fußbad« statt »Unterschenkelbad« rührt daher, daß in Kneipps bayrisch-schwäbischer Heimat auch die Beine meist als Füße bezeichnet werden. Es gibt für das Fußbad spezielle Fußbadewannen im Fachhandel, ein Eimer mit genügend großem Durchmesser tut jedoch dieselben Dienste. Die Dauer des Fußbads kann je nachdem, wann die Reaktion auftritt, 15 bis 50 Sekunden betragen. Hinterher wird wieder das Wasser abgestreift und die Beine durch Bewegung erwärmt.

Kräuterbäder

Bei den Kräuterbädern kommt es nicht auf die Hautreizung, sondern auf die Wirkstoffe der im Wasser gelösten Kräuter an. Deshalb werden Kräuterbäder als warme Bäder verabreicht. Die Temperatur soll etwa der Körpertemperatur entsprechen. Sie sollten jedoch auch in einem Warmbad nicht länger als eine Viertelstunde bleiben. Die Kräuterzusätze verstärken im allgemeinen die reinigende und durchblutungsfördernde Wirkung des Bades. Im folgenden möchte ich einige Kräuter-Badezusätze vorstellen, die selbst bereitet werden können, jedoch auch als fertige Produkte im Reformhaus zu kaufen sind. Wichtig hierbei ist, daß es sich um reine und natürliche Extrakte handelt, was für manche Billigprodukte aus den Drogerien und Supermärkten nicht zutrifft.

Der wichtigste Badezusatz bei rheumatischen Erkrankungen wird aus den **Heublumen** bereitet. Dies sind die Ablagerungen des Heues, bestehend aus Blütenresten von Wildblumen und anderem. Man setzt 1–2 kg Heublumen mit ca. 5–6 Liter Wasser an, bringt dann alles zum Kochen und läßt die Flüssigkeit eine halbe Stunde kochen. Dann wird der Sud gesiebt und die Flüssigkeit ins Badewasser gegossen. Eine andere Möglichkeit ist es, die Heublumen in einen Leinensack zu nähen und diesen in das Badewasser zu hängen. Für ein Vollbad benötigt man etwa ein Kilogramm Heublumen. Es ist jedoch auch möglich, den Extrakt zu kaufen.

Mitunter verwendet man bei Rheuma auch **Haferstroh** als Badezusatz. Wenn Sie kleingehäckseltes Haferstroh vom Bauern bekommen können, bereiten Sie es ähnlich wie die Heublumen zu einem Badezusatz. Es muß allerdings noch länger kochen. Zuweilen finden Sie auch einen Hafterstrohextrakt im Reformhaus.

Der wohl bekannteste Badzusatz ist der Extrakt aus **Fichtennadeln.** Man muß unbedingt darauf achten, daß man wirklich echten Extrakt erhält und nicht ein mit Duftstoffen versetztes grünes chemisches Mittel. Das Selbstherstellen des Extraktes aus Fichtennadeln und -zapfen empfiehlt sich nicht. Es ist zeitraubend und zudem könnten die ohnehin, geschädigten Wälder weiter belastet werden, da vor allem junge und gesunde Bäume ihre Nadeln lassen müßten. Der Fichtennadelextrakt ist kein spezielles Rheumamittel, übt jedoch eine wohltuende Wirkung auf den gesamten Organismus aus.

Ein Extrakt aus **Zinnkraut (Ackerschachtelhalm)** wird meist den Teilbädern beigegeben. Für ein Vollbad braucht man etwa 700 g, für die Teilbäder entsprechend weniger. Die Menge wird in etwa 3 Litern Wasser kalt angesetzt, eine halbe Stunde gekocht, dann durchgeseiht und dem Badewasser zugegeben.

Ein spezieller Badezusatz für die Rheumabehandlung ist die **Moorlauge.** Diesen Extrakt aus Moor können Sie kaufen und dem Badewasser zusetzen. Sie erhalten damit ein Moorbad, das die Naturmoorbäder, die viele Kurorte anbieten, weitgehend ersetzen kann. Moorbäder sollte man jedoch nicht bei entzündlichen rheumatischen Beschwerden anwenden.

Neben der Tee-Kur mit Birkenblättern hat sich auch die Anwendung der **Birkenblätter** für Voll- und Teilbäder sehr bewährt. Für Bäder gegen Rheuma, Schwellungen und auch Verrenkungen eignet sich hervorragend der **Thymian.** Badezusätze erhalten Sie in der Apotheke.

Besonders wirkungsvoll ist auch das **Roßkastanienbad.** Kastanien werden fein zerkleinert, man läßt sie in Wasser zu einer dicken Abkochung sieden. Dieser Sud wird dem warmen Bad zugeführt und das Ganze mit einem großen Holzlöffel schaumig gerührt. Das Roßkastanienbad ist ein hervorragendes Heilbad für Rheumakranke.

Sauerstoff- und Kohlensäurebäder

An Badeorten mit Quellen, die einen hohen CO_2-Gehalt aufweisen, werden den Kurgästen Kohlensäurebäder angeboten. Doch kann man auch im Fachhandel Badezusätze mit Kohlensäure erhalten. Kohlensäurebäder sind anstrengend und sollten bei Herz- und Kreislaufleiden nicht angewandt werden. Sie besitzen jedoch eine stoffwechselsfördernde Wirkung, die auch bei Rheumaleiden angezeigt ist. Kohlensäurebäder werden meist als ansteigende Bäder verordnet, d. h., man beginnt das Bad bei einer Temperatur von 32 °C und steigert die Temperatur durch Zugeben von heißem Wasser im Verlauf von etwa 20 Minuten bis zur Körpertemperatur.

Milder als Kohlensäurebäder sind Sauerstoffbäder. Sie beeinflussen den Stoffwechsel günstig und haben eine angenehm erfrischende Wirkung. Sie werden meist als Warmbad mit Körpertemperatur verabreicht. Die Badedauer kann 15 bis 20 Minuten betragen.

Das ansteigende Fußbad

Von den ansteigenden Bädern ist besonders das ansteigende Fußbad jedem Rheumakranken zu empfehlen, da hiermit schon erstaunliche Erfolge erzielt worden sind.

Für ein ansteigendes Fußbad benötigt man eine Waschschüssel oder einen Eimer mit warmem Wasser. In diesem Eimer kann man nun ständig heißes Wasser dazugeben, bis die Temperatur des Wasser von anfänglich ca. 30 °C auf etwa 40 °C oder mehr – je nach Verträglichkeit – angestiegen ist. Diese einfache Durchführungsform hat allerdings den Nachteil, daß keine kontinuierlich ansteigende Wassertemperatur erreicht werden kann, da durch das ständige Zugießen heißen Wassers unkontrollierte Temperatursprünge nicht vermieden werden können. Gerade das kontinuierliche Ansteigen der Wassertemperatur ist es aber, was einen wesentlichen Teil der Wirkung ausmacht. Außerdem ist es noch wichtiger, daß das Wasser von unten her, also vom Boden des Gefäßes, auf dem die Füße stehen, angewärmt wird. Nur so ist gewährleistet, daß die wichtigen Reflexzonen in den Füßen dem Wärmereiz ausgesetzt werden.

Es ist daher ratsam, ein speziell für diese ansteigenden Fußbäder entwickeltes »Kreislaufgerät« zu verwenden. Dabei handelt es sich um elektrische Fußwannen, die im Fachhandel erhältlich sind.

Heizstäbe am Boden dieser Fußbadewannen sorgen dafür, daß die Wassertemperatur kontinuierlich und automatisch von 35 °C auf 45 °C gesteigert wird. Dadurch, daß die Aufheizung vom Boden der Wanne aus erfolgt, ist auch ein gleichmäßiger und ungestörter Temperaturreiz auf die Fußsohlen gewährleistet.

Schon beim ersten Fußbad wird jeder Patient den Unterschied zwischen den ansteigenden Fußbädern mittels eines »Kreislaufgerätes« und ansteigenden Fußbädern in einem Wassereimer mit ständigem Zugießen heißen Wassers spüren. Bereits nach wenigen Minuten stellt sich ein angenehmer Wärmereiz ein. Eine leichte Gänsehaut macht deutlich, daß sich die Wärme von den Fußsohlen ausgehend über die Fußreflexzonen in alle Adern, Muskeln, Nerven und Organe ausbreitet.

Diese ansteigenden Fußbäder mit dem Kreislaufgerät wirken tatsächlich auf den gesamten Organismus ein. Durch das Aufwärmen der Füße wird zuerst einmal über einen reflektorischen Reiz das im Körperinneren – also in den Organen – gestaute Blut wieder zum Fließen gebracht und von dort zuerst in die Füße und dann in die feinsten Blutgefäße der Körperoberfläche geleitet. Da auf diese Weise eine Blutstauung im Körperinneren – also

z. B. in der Leber, der Milz oder der Aorta (Hauptschlagader) – aufgelöst wird, tritt eine deutliche Entlastung dieser Organe ein. Besonders wichtig ist diese Entlastung natürlich für das Herz. Der Herzschlag wird immer kräftiger. Dadurch kann mit jedem einzelnen Herzschlag immer mehr mit Sauerstoff angereichertes Blut aus dem Herzen herausgepumpt werden, wodurch andererseits natürlich auch wieder mehr verbrauchtes Blut zum Herzen zurückfließen kann. Gleichzeitig vertieft sich auch die Atmung und die Lungen saugen mehr Sauerstoff in sich auf, geben dadurch mehr Sauerstoff ans Blut ab, wodurch schließlich die gesamte Sauerstoffversorgung des Organismus wesentlich verbessert wird. Auf diese angenehme und auch sehr bequeme Weise wird der ganze Körper des Patienten besser durchblutet und versorgt. Die Blutgefäße entkrampfen sich und die Muskulatur wird entspannt. Durch den verstärkten Blutstrom erhalten kranke Muskeln und Gelenke mehr Nährstoffe und werden mit lebenswichtigem Sauerstoff versorgt. Gleichzeitig können auf diesem Wege aber auch schädliche Schlackstoffe, die durch Entzündungen oder Abnutzungen entstanden sind, fortgeschwemmt werden.

Natürlich braucht diese Therapie etwas Geduld und ist als Langzeitbehandlung zu verstehen. Auch hier kann es – wie bei vielen naturheilkundlichen Behandlungsmethoden – anfangs zu einer Erstverschlimmerung kommen, das heißt, die Beschwerden werden stärker.

Diese Verschlimmerung – die ja nur der Ausdruck einer verstärkten Entgifung des Organismus ist – läßt aber erfahrungsgemäß schon nach wenigen Tagen nach. Dieser Heilungsfortschritt ist ganz besonders dann gewährleistet, wenn man sich der für diese Fußbäder speziell entwickelten ätherischen Öle und Badezusätze bedient.

Da die ansteigenden Fußbäder natürlich nicht nur bei rheumatischen Beschwerden erfolgreich eingesetzt werden können, sondern bei vielen Krankheiten helfen, gibt es zum Einreiben der Füße vor dem Bad nicht nur verschiedene ätherische Öle, sondern auch unterschiedliche Badezusätze, die sich jeweils für ganz bestimmte Krankheiten besonders gut bewährt haben.

Die Selbstmassage

Masssagen wurden von Kneipp selbst nicht angewandt, doch sind sie mittlerweile aus der Kneipp-Therapie nicht mehr wegzudenken. Unter Massage versteht man im engeren Sinne ein sachkundiges Druckkneten der Haut (das griechische Wort »massein« bedeutet soviel wie »kneten«). Doch rechnet man auch andere Formen der Einwirkung auf Haut und Muskulatur, auf Bindegewebe, Gefäße und Nerven zur Massage. Alle Massageanwendungen wirken auf eine verbesserte Blut- und Lymphzirkulation hin, fördern den Blutkreislauf und wirken somit nicht nur auf die betreffende Körperstelle, sondern auf den gesamten Organismus ein. Vor allem werden durch die Massage die Stoffwechselvorgänge angeregt. So hat man gemesen, daß sich nach der Massage der Sauerstoffwechsel um 45% bis 100% erhöht. Auch die Urin-, Schwefelsäure- und Phosphorausscheidungen werden gesteigert. So trägt die Massage in hohem Maße zur Entschlackung des Körpers bei und ist bei der Rheumatherapie unerläßlich.

Richtiges Massieren ist allerdings nicht leicht zu lernen. Mit planlosem Herumwalken und Herumdrücken auf der Haut richtet man eher Schaden als Nutzen an. Ebenso ist die richtige Technik der Massage auch wichtiger als der Einsatz von übermäßiger Körperkraft. Zu beachten ist ferner, daß Massagen nicht bei fiebrigen Prozessen und bei Entzündungen angewandt werden sollen. Die meisten Massageübungen bedürfen der Hand eines Masseurs oder einer Masseurin. Doch gibt es auch einige Formen der Selbstmassage, die Sie zu Hause durchführen können.

Bei der leichten *Selbstmassage* sollten Sie sich selbst auf den Rücken legen, die Knie ein wenig anziehen, so daß die Bauchdecke gelockert ist. Die rechte Hand wird auf die Blinddarmgegend gelegt, die linke Hand locker darüber. Die Hände streichen nun in einem Kreis bis zum unteren rechten Rippenbogen, dann zum linken Rippenbogen, dann wieder abwärts zum Ausgangspunkt in der Blinddarmgegend. Neben dem »Streichen«, das immer mit Druck und immer in Richtung Herz ausgeführt wird, kann man auch die Technik des »Klopfens« anwenden. Dabei wird mit beiden Fäusten aus dem Handgelenk heraus auf die Haut eingewirkt, wobei man aber die Magen- und Blasengegend auslassen sollte.

Es ist unbedingt sinnvoll, sich die Massagetechniken durch praktische Übungen anzueignen, bevor man sie anwendet. Es gibt zwar auch Lehrbücher der Massage und Selbstmassage, aber ein Buch kann immer nur die Körperstellen angeben und die Techniken beschreiben, jedoch niemandem ein Gefühl vermitteln, mit welcher Stärke etwa die Haut »bearbeitet« werden soll.

Die Sauna

Längst ist die wohltuende Wirkung der Sauna, die aus Finnland zu uns gekommen ist, allgemein bekannt. Es sollte jedoch auch nicht verschwiegen werden, daß nicht alles, was heute mit Saunabaden verbunden wird, der Gesundheit zuträglich ist. Alkoholgenuß zum Beispiel oder die Verwendung der Sauna als Zentrum lauter Kommunikation ist sicherlich fehl am Platze. Saunabaden erfordert Ruhe und Entspannung, keinen Streß.

Ist dies gewährleistet, ist die Sauna überaus gesundheitsfördernd durch ihre entschlackende und anregende Wirkung auf den ganzen Körper. Es wird die gesamte vegetative Reaktionslage des Körpers beeinflußt, der Stoffwechsel gefördert, für Entschlackung und Entgiftung gesorgt. Durch den Wechsel von Hitze- und Kältereizen wird der Körper abgehärtet. Die während des Saunabades auftretende Temperaturerhöhung kann eine heilende Wirkung haben.

Man sollte allerdings beachten, daß Saunabaden bei akuten entzündlichen rheumatischen Beschwerden, bei Herzerkrankungen, Nierenleiden, Lungentuberkulose und Thrombosen vermieden werden sollte.

Um keine Mißverständnisse und falsche Hoffnungen aufkommen zu lassen, muß auch gesagt werden, daß sich das Saunabaden als Schlankheitsmittel nicht eignet, denn der Wasser- und Gewichtsverlust durch das Schwitzen wird und sollte durch erhöhte Flüssigkeitszufuhr wieder ausgeglichen werden. Allenfalls indirekt durch die Anregung der Stoffwechselvorgänge kann das Saunabaden auch gewichtsreduzierend wirken.

Wie sollte nun das Saunabaden ablaufen? Das Wichtigste ist, daß man ohne Hektik und Streß in die Sauna geht. Es ist daher falsch, wenn man direkt von der Arbeit in die Sauna eilt, um sich dort von der Arbeit zu entspannen. Statt dessen sollte man sich schon vorher eine kleine Ruhepause gönnen.

Zu Beginn des Saunabadens steht schon auf hygienischen Gründen eine gründliche Körperwäsche auf dem Programm.

Danach sollte man sich abtrocknen, damit kein Wärmeverlust durch Aufheizen der feuchten Haut entsteht. Im Saunaraum selbst sollten Sie sich, wenn Sie das Saunabaden noch nicht gewöhnt sind, auf den unteren Bänken aufhalten, denn dort ist die Luft nicht so stark erwärmt, da warme Luft ja nach oben steigt. Wenn sie jedoch merken, daß Sie das Saunabaden gut vertragen, ist es besser für die Wirkung, sich eine kürzere Zeit in den heißeren oberen Zone aufzuhalten, als über längere Zeit hinweg sich auf den unteren Bänken aufzuhalten und auf das Eintreten des Schwitzens zu warten.

Es genügt, besonders am Anfang, wenn Sie sich 10 Minuten lang in der Sauna aufhalten und dies nach der Abkühlungsphase einmal wiederholen. Vertragen Sie das gut, ist eine Aufenthaltsdauer von 15 Minuten und eine zweimalige Wiederholung vorteilhaft. Leider hat sich unter manchen Saunabesuchern eine Art »Leistungsdenken« breitgemacht, unter dem Motto »wer kann es am längsten in der Sauna aushalten«. Dadurch aber geht viel von der gesundheitsfördernden Wirkung der Sauna verloren. Die Übertreibung kann sogar schädlich werden, da der Kreislauf übermäßig belastet wird.

Während des Aufenthalts in der Saunakabine sollte man entspannt sitzen oder liegen. Angeregte Gespräche sind zu unterlassen. Sie stellen ebenso eine Unsitte dar, wie das geräuschvolle Massieren der Haut oder Abwischen des Schweißes.

Nach jedem Schwitzdurchgang erfolgt eine Abkühlungsphase. Zunächst sollte man, wenn es die räumlichen Verhältnisse zulassen, frische Luft und Sauerstoff tanken, denn in vielen Saunakabinen herrscht ein ausgesprochener Sauerstoffmangel. Dabei können leichte gymnastische Übungen verrichtet werden. Nunmehr folgt die Abkühlung mit kaltem Wasser. Gerade in dem Wechsel von Hitze- und Kältereiz liegt der wichtigste therapeutische Effekt der Sauna. Es gilt aber, bei der Abkühlung einen Kälteschock zu vermeiden. So sollten empfindlichere Menschen ruhig mit noch lauwarmem, langsam kühler werdendem Wasser beginnen. Wie bei den Kneippschen Güssen sollte man das kalte Wasser auch zuerst an der rechten, dem Herzen abgewandten Körperseite anwenden, zuerst also am rechten Bein.

Wer keinen empfindlichen Kreislauf besitzt, kann auch kurze Tauchbäder im Tauchbecken machen, was in etwa einem Kneippschen kalten Vollbad entspricht. Das Eintauchen sollte jedoch nur für wenige Sekunden erfolgen. Am Ende der Abkühlungsphase ist ein warmes Fußbad ratsam, bevor eine Ruhepause oder der nächste Durchgang beginnt.

Will man zwischen den einzelnen Durchgängen ruhen, sollte man dies gut eingepackt in Decken tun, damit man nicht ausgekühlt in die Kabine kommt und erst einen großen Wärmeverlust ausgleichen muß, bevor die eigentliche Wärmewirkung einsetzen kann. Die Ruhepause sollte auch eine echte Ruhepause sein und nicht mit Unterhaltung oder anstrengender Lektüre ausgefüllt werden. Am Ende des letzten Durchgangs sollte man sich auf jeden Fall eine Ruhepause gönnen und sich nicht gleich ankleiden und sofort zum Auto hetzen.

Der japanische »Spezial-Eisbeutel«

Ich habe in dem Abschnitt über die Rolle, die Wärme und Kälte bei der Rheumatheraphie spielen, schon ausgeführt, daß man über eine lange Zeit hinweg der Wärmebehandlung den Vorzug gegeben hat, weil man wußte, daß dauernde feuchte Kälte schädlich sein kann. Dadurch ist die in früheren Zeiten durchaus bekannte Kältebehandlung in Vergessenheit geraten. Ich konnte bei einem Besuch in Japan bei dem bekannten Rheumatherapeuten, Dr. Yamauchi, jedoch erstaunliche Erfolge extremer Kältebehandlung miterleben, so daß ich ihnen auch für die heimische Rheumatherapie eine Kältebehandlung empfehlen möchte.

Dies ist allerdings nicht mit einem normalen Eisbeutel möglich, der bei einer Temperatur um 0 °C längst nicht die nötige Kälte besitzt, um die volle Wirkung zu erzielen. Sie sollten sich statt dessen einen »Spezial-Eisbeutel« herstellen. Dazu verwenden Sie einen Gummibeutel, notfalls auch einen Plastikbeutel, und geben zwei bis drei Handvoll Eiswürfel aus dem Gefrierfach des Kühlschranks hinein. Dann schütten Sie eine 3/4 Kaffeetasse Kochsalz hinzu und mengen das Ganze durch. Der Beutel sollte nun prall mit Luft gefüllt und danach verschlossen werden. Durch das Salz und die Luft kann so ein Eisbeutel Temperaturen von −18 °C erreichen, also die Temperatur des Tiefkühlfachs Ihres Kühlschranks.

Mit diesem Beutel walken Sie nun über die erkrankten und schmerzenden Stellen. Dabei darf der Eisbeutel niemals auf einem Fleck ruhen, damit keine Erfrierungen eintreten. Wenn eine Schmerzempfindung auftritt, muß der Eisbeutel abgenommen werden. Nach dieser Behandlung muß durch eine intensive Bewegung des erkrankten Gelenks wiederum Wärme erzeugt werden. Wenn die behandelte Körperstelle wieder die gleiche Temperatur aufweist wie der restliche Körper, kann die Anwendung mit dem Super-Eisbeutel wiederholt werden.

Spezielle Ableitungsverfahren

Baunscheidtieren – Entgiften durch künstlichen Hautausschlag

Wie wir alle wissen, ist die Haut nicht nur ein wichtiger Schutzmantel unseres Körpers, sondern leistet auch einen wesentlichen Beitrag zur Ausscheidung von Giftstoffen. Immer, wenn es unserem Körper nicht mehr gelingt, Schlacken und Abfallstoffe auf normalem Wege über unsere Ausscheidungsorgane – also durch den Stuhl oder Urin – loszuwerden, bleibt ihm nur noch eine Möglichkeit, nämlich der Versuch, seinen »Müll« über die Haut auszuscheiden.

Schon jeder hat sicher einmal mit dieser Art von Ausscheidung Bekanntschaft gemacht, denn wenn die Haut vermehrt giftige Körperschlacken loswerden will, zeigt sich das in Form eines Hautausschlags. Dieser kann von einer einfachen Rötung bis zu dicken, eitrigen Furunkeln reichen. In den meisten Fällen ist ein derartiger Hautausschlag immer ein deutliches Zeichen für eine innere Stoffwechselvergiftung. Die Selbstreinigung des Körpers ist ein äußerst wichtiger Entgiftungsprozeß, der auf gar keinen Fall unterdrückt, sondern eher gefördert werden sollte. Genau das ist der Sinn des »Baunscheidtierens« mit dem man auf gesunder Haut einen künstlichen Hautausschlag und damit eine bessere Körperentgiftung erreichen kann.

»Erfinder« dieser bewährten Naturheilmethode war Carl Baunscheidt (1809–1873), der die heilsame Wirkung eines Hautausschlages zuerst einmal am eigenen Leibe erfahren konnte. Eines Tages wurde er nämlich von einer Mücke in die Hand gestochen und beobachtete darauf eine heftige Hautreaktion, die von einem angenehmen Wärmegefühl begleitet war, und seine Handgelenkschmerzen linderte. Aus diesem Grund beschloß Carl Baunscheidt, nichts gegen diesen Hautausschlag zu unternehmen und wartete ab. Er staunte nicht schlecht, als am nächsten Tag seine rheumatischen Beschwerden im Handgelenk völlig verschwunden waren.

Angeregt durch diese heilsame Erfahrung konstruierte Carl Baunscheidt daraufhin ein einfaches Instrument, den sogenannten »Baunscheidt'schen Lebenswecker«, mit dem es möglich ist, der Haut auf gezielte Weise winzige Stiche beizubringen. Das Gerät besteht aus einem einfachen Metallstab, in dem eine Spiralfeder sitzt. Am Ende der Spiralfeder ist ein Metallkopf mit 20 bis 30 Nadeln befestigt. Mittels der Spiralfedern ist es möglich, diese Nadeln in genau dosierter Stichtiefe in die Haut des Patienten einzubringen. Dosiert man die Stichtiefe ganz minimal, kommt es noch nicht einmal zu Blutungen. Schon diese einfache geringe Stichelung bewirkt bei vielen Patienten eine spontane Linderung von rheumatischen Muskel- und Gelenkschmerzen. Nimmt man diese Stichelung links und rechts entlang der Wirbelsäule vor, lassen sich auch hartnäckige Wirbelsäulenbeschwerden günstig beeinflussen. Selbst ein so schweres Leiden wie die Bechterewsche Krankheit kann – vor allem natürlich im Anfangsstadium – vielleicht noch deutlich verbessert werden.

Um nun die Hautreizung noch zu unterstützen und den eigentlich wirksamen Hautausschlag zu erzeugen, entwickelte Carl Baunscheidt zusätzlich zu seinem »Lebenswecker« noch ein Pflanzenöl mit dem es möglich ist, die Haut auf milde Weise zu reizen. Trägt man dieses Hautreizöl nach der »Stichelung« auf die Haut auf, bilden sich in leichten Fällen kleine Quaddeln, in schweren Fällen aber sogar oftmals eitrige Pusteln. Durch diesen künstlich erzeugten Ausschlag kann der Heilvorgang wesentlich beschleunigt werden.

Giftstoffe, die im Körpergewebe festsitzen, lösen sich, werden frei und gelangen aufgrund der Hautreizung an die Oberfläche, wo sie schließlich ausgeschieden werden.

Wird das Baunscheidtieren im Bereich rheumatisch erkrankter Körperbezirke, z. B. an Gelenken, Muskeln – oder eben an der Wirbelsäule – vorgenommen, so erreicht man, daß gerade in diesen Gewebsbereichen festsitzende, schädliche Giftstoffe und Körperschlacken ausgeschieden werden. Da das Baunscheidtieren außerdem noch die Durchblutung des Gewebes anregt, werden nicht nur Schlacken abtransportiert, sondern auch wieder neue Nährstoffe an den Krankheitsherd herangeführt.

Es ist klar, daß auf diese Weise die Heilbestrebungen des Körpers unterstützt werden. Entzündungen werden abgebaut und abgenütztes Gewebe wieder regeneriert. Selbst hartnäckige Rheuma-Beschwerden konnten so schon oft beseitigt werden.

Machen Sie sich also die heilsame Wirkung des »Baunscheidtierens« zunutze. Den »Lebenswecker« führt jede gute medizinische Fachhandlung, das Hautreizöl ist in verschiedenen Sorten in jeder Apotheke erhältlich.

Haben Sie auch keine Angst vor der Anwendung. Die Handhabung des Geräts ist sehr einfach und wird in der Gebrauchsanweisung verständlich geschildert. Selbst wenn die ersten selbst durchgeführten »Stichelungen« etwas zu tief ausfallen und die Haut bluten sollte, ist das noch kein Grund zur Besorgnis. Im Gegenteil. Mitunter sorgt eine leichte Blutung dafür, daß geschwollene Muskelbezirke schneller wieder abschwellen. Nur wenn Sie Gelenke oder Körperteile behandeln, bei denen der Knochen nur wenig durch Muskelschichten geschützt ist, müssen Sie vorsichtiger zu Werke gehen. Dann sollten Sie den »Lebenswecker« nicht nur auf geringste Stichtiefe einstellen, sondern auch den Nadelkopf besonders sanft in die Haut einschnellen lassen.

Das Schröpfen

Das Schröpfen gehört wohl mit zu den ältesten Naturheilverfahren, die wir kennen. Schon bei den alten Babyloniern war es eine sehr beliebte Heilmethode. Doch auch heute noch hat dieses Heilverfahren durchaus seine Daseinsberechtigung. Da es leider immer mehr aus den Praxen der Mediziner verschwindet, sollten Sie sich selbst ein paar Schröpfglocken besorgen und diese Therapie einfach zu Hause an sich selbst anwenden oder anwenden lassen.

Man unterscheidet zwischen dem trockenen und dem blutigen Schröpfen, wobei für den häuslichen Einsatz wohl nur das trokkene Schröpfen in Frage kommt.

Der Vorgang des Schröpfens ist ganz einfach. Er besteht im

wesentlichen darin, daß eine Glasglocke auf die Haut aufgesetzt wird. Wenn Sie eine Schröpfglocke mit einem daran befestigten Gummiball haben, so pressen Sie vor dem Aufsetzen die Luft aus dem Ball, setzen dann die Glocke auf und lassen den Gummiball los. Der Gummiball saugt die Luft in der Glocke auf und durch den so entstandenen Unterdruck saugt die Glocke sich an der Haut fest.

Wenn Sie eine Glasglocke ohne Gummiball verwenden, müssen Sie vor dem Aufsetzen auf die Haut einen Unterdruck in der Glasglocke erzeugen. Der eleganteste Weg hierfür ist auch der etwas schwierigere. Sie halten die Glasglocke in die Nähe des zu behandelnden Hautgebietes, entzünden ein kleines Wattestäbchen mit dem Streichholz, halten das brennende Wattestäbchen einen kurzen Moment in die Glocke, ziehen es blitzschnell heraus und setzen im selben Moment die Glocke auf die Haut auf. Die erwärmte Glocke, in der sich durch das Verbrennen des Wattestäbchens ein Unterdruck gebildet hat, wird sich sogleich an der Haut festsaugen. Diese Methode erfordert allerdings etwas Übung und Schnelligkeit.

Einfacher ist es, wenn Sie vor dem Aufsetzen der Glocke auf die Haut ein winziges Wattebüschel mit Speichel am Boden der Glocke ankleben. Zünden Sie dieses Wattebüschel an und setzen Sie die Glocke dann sofort auf den Körper auf. Haben Sie keine Angst vor Verbrennungen, denn das Wattebüschel bleibt durch den Speichel am Glockenboden kleben, und die Flamme erlischt sofort, wenn der Sauerstoff in der Glocke verbraucht ist. Dadurch bildet sich ein Unterdruck, der dafür sorgt, daß die Glocke sich an Ihrem Körper festsaugt.

Im Moment, wo die Glocke sich auf der Haut festsaugt, wird das Gewebe unter der Glocke gewölbt und in die Glocke hineingezogen. Die behandelten Hautpartien werden dabei dann so stark angesaugt, daß in verstärktem Maße Blut in die kleinen Adern der Haut hineinströmt und Blutergüsse entstehen. Dieser Bluterguß ist wichtig, denn er stellt eine Art Eigenblutbehandlung dar. Durch den starken Reiz wird eine Umstimmung erkrankter und sogar tiefer im Körper gelegener Gewebe erreicht, die den Schmerz lindern und heilende Prozesse einleiten kann.

Eine ganz wesentliche Rolle spielt natürlich dabei die Stelle, auf die die Glocke gesetzt wird. Der Reiz der Schröpfglocke wird nämlich über die sogenannten Head'schen Zonen – das sind ganz bestimmte Reflexzonen der Haut, die in direkter nervlicher Verbindung mit inneren Organgen stehen – eben auf diese inneren Organe übertragen. Somit ist es also nicht nur möglich, dicht unter der Haut liegende kranke Muskeln und Gelenke zu behandeln, sondern auch kranke Organe zu beeinflussen.

Recht wirkungsvoll ist auch die sogenannte »Schröpfkopfmassage«. Hierbei läßt man den festgesaugten Schröpfkopf nicht an einer Stelle sitzen, sondern zieht ihn langsam und vorsichtig über die Haut. Die »Schröpfkopfmassage« lockert verspannte Muskelpartien und bringt den gestauten Lymphfluß wieder zum Fließen. Diese einfache Behandlung bringt oftmals schnelle Erleichterung bei Schmerzen der Muskeln und Gelenke. Auch Verspannungen der Rückenmuskulatur können schnell gebessert werden, wenn Sie den Schröpfkopf rechts und links entlang der Wirbelsäule ziehen.

Anders sieht es beim blutigen Schröpfen aus. Hier wird vor dem Aufsetzen der Glasglocke mit einem speziell dafür konstruierten Gerät, dem sogenannten »Schröpfschnepper« die Haut knapp und schmerzlos eingeritzt. Nachdem dann die Schröpfglocke aufgesetzt ist, wird durch den Unterdruck Blut aus den Schnittstellen herausgesaugt. Diese Behandlung hat nicht nur eine allgemeine reinigende Wirkung für das direkt um die Schröpfglocke herumliegende Gewebe, sondern auch für den gesamten Körper und seine Organe. Durch das blutige Schröpfen werden Blut und Lymphstauungen abgesaugt und dadurch wieder Giftstoffe aus den rheumatisch erkrankten Gewebebezirken herausgelöst.

Durch den Wegfall dieser Stauungen werden die Körperorgane besser durchblutet und ihre Leistungsfähigkeit erhöht. Dabei wird der gesamte Stoffwechsel des Rheumakranken aktiviert, was oftmals zu schneller Linderung rheumatischer Beschwerden führt. Bei trockenem Schröpfen beläßt man die Schröpfglocke so lange auf der Haut, bis sich eine deutliche Verfärbung zeigt. Beim blutigen Schröpfen wartet man so lange, bis kein Blut mehr aus den Schnittstellen austritt. Nach dem Abnehmen der Schröpfglocken sollte man die Haut mit einem milden Hautbalsam oder mit einer speziellen Schröpfsalbe, die man in Apotheken erhält, einreiben.

Die Behandlung durch Blutegel

In etwas älteren Büchern kann man hin und wieder eine Beschreibung lesen, derzufolge am Ziksee im österreichischen Burgenland rheumakranke Bauern ihre Hosenbeine hochkrempelten und in den flachen See gewatet sind. Ähnliches wird aus Ungarn und Jugoslawien berichtet. An den nackten Beinen bissen sich dann ein paar der damals noch reichlich vorkommenden Blutegel fest. Heute bieten die meisten Seen infolge der in sie geleiteten chemischen Abwässer und der in sie einsickernden Düngemittel keine Heimstätte für die Egel mehr. Glücklicherweise werden sie gezüchtet. In der Regel werden die Egel vom Naturheilkundler angesetzt, doch ist auch eine Selbstbehandlung möglich, wenn einmal der »Ekel vor dem Egel« (Köhnlechner) überwunden ist.

Die kleinen Tiere, die zu der Klasse der Ringelwürmer gehören, helfen vor allem Venenstauungen zu beseitigen, werden also vornehmlich als Mittel gegen Krampfadern und Thrombosen eingesetzt. Jedoch verwendet man Sie auch bei Arthrosen und Gelenkbehandlungen.

Nach dem Ansetzen beißen sich die Egel an der Haut fest und saugen Blut ab. Wenn sie sich mit etwa 10 g Blut vollgesaugt haben, fallen Sie in der Regel von selbst ab. Die therapeutisch wirksame Nachblutung kann jedoch bis zu zwanzig Stunden dauern. Sie wird unterstützt durch den im Speichel der Egel enthaltenen Stoff Hirudin, der die Blutgerinnung hemmt. Dadurch werden die Venenstauungen beseitigt.

Für die Rheuma- und Arthrosenbehandlung ist wichtig, daß die Egel vergiftetes Blut absaugen und von den Tierchen eine Reizwirkung auf die Haut ausgeübt wird. Das Hirudin hat ferner auch noch eine entzündungshemmende Wirkung.

Sicherlich ist die Blutegelbehandlung nicht nach jedermanns Geschmack, doch wer ihre heilsame Wirkung einmal erfahren hat, wird vielleicht auch eine Selbstbehandlung zu Hause ins Auge fassen. In den meisten Apotheken kann man die Egel käuflich erwerben.

Naturheilmittel aus der Apotheke – wirksam aber unschädlich

Enzyme: Die wichtigste Arznei gegen Rheuma

Während chemisch hergestellte Medikamente, besonders Rheumatika, große Schädigungen hervorgerufen haben, gibt es durchaus Arzneimittel, auf die auch der Naturheilkundler nicht verzichten möchte. Es handelt sich dabei durchwegs um natürliche Präparate.

So ist eine Rheumatheraphie oft ohne den Einsatz von *Enzymen* nicht denkbar. Darunter verstehen wir Stoffe, die von jeder lebenden Zelle in unserem Körper dauernd produziert werden. Die Enzyme steuern im Körper fast alle Stoffwechselvorgänge. Ohne sie würde unser ganzes Körpersystem nicht funktionieren können.

Eine besondere Art der Enzyme, die für die Rheumatherapie wichtig ist, sind die proteolytischen (eiweißabbauenden) Enzyme. Sie haben die Fähigkeit, Eiweißstoffe, zu denen die Körperzellen gehören, aufzulösen. Während gesunde Körperzellen davon nicht betroffen werden, können erkrankte Körperzellen aufgelöst und vernichtet werden. Da die Enzyme außerdem eine blutverdünnende Wirkung haben, kann das entzündete Gelenkgewebe schneller von den schadhaften Abfallstoffen gereinigt und mit notwendigen Nährstoffen versorgt werden. Da die Fähigkeit, ständig neue Enzyme aufzubauen beim erkrankten Körper oftmals gestört ist, müssen neue Enzyme von außen zugeführt werden.

Solche Enzyme sind in einigen Präparaten (Wobenzym, Mulsal, Carzodelan, alph-intern u. a.) enthalten, die in Dragee-, Tabletten- oder Spritzenform auf dem Markt sind. Auch als Klistier (Wobemugos) und als Salbe (Wobenzymsalbe) können Enzympräparate angewendet werden.

Die Wirkung von Schlangen-, Kröten- und Insektengiften als Heilmittel beruht ebenso auf den darin enthaltenen Enzymen. Man darf sich nicht davon täuschen lassen, daß hier Gifte als Heilmittel empfohlen werden, denn es gilt hier, wie bei allen Naturpräparaten der Satz des großen Arztes und Naturforschers aus dem 16. Jahrhundert, Theophrastus Bombastus von Hohenheim alias Paracelsus, der schrieb: »Alle Dinge sind Gift; und kein Ding ist ohne Gift; allein die Dosis macht es, daß ein Ding kein Gift sei.«

So kann auch das Schlangen- oder Insektengift, in geringer Dosis verabreicht, als Rheumamittel gute Dienste tun. Besonders bekannt geworden ist dabei die hilfreiche Wirkung von Bienen- und Ameisengift als Hausmittel.

Bewährte Kräuter gegen Rheuma und ihre Anwendungsmöglichkeiten

Allgemeines über die Pflanzenheilkunde

Der schon erwähnte Arzt Paracelsus hat einmal gesagt: »Gegen jede Krankheit ist ein Kräutlein gewachsen.« Dem ist nichts hinzuzufügen. Die Natur hält uns Hunderte von Heilpflanzen bereit, die über Jahrhunderte hinweg gegen die verschiedensten Krankheiten angewendet wurden. In jedem Dorf, in jeder Gemeinde gab es heilkundige Frauen und Männer, die über die Heilkraft der Kräuter Bescheid wußten und ihr Wissen an die nachfolgenden Generationen weitergaben. Viele dieser Kenntnisse sind in Vergessenheit geraten. Schuld daran ist sowohl der Glaube an die moderne Medizin und die chemischen Präparate, die die Arzneimittelhersteller auf den Markt bringen und propagieren als auch die Verstädterung, der Verlust des Kontakts der Menschen zur Natur, die Zerstörung der Mehrgenerationsfamilie und der Übergang von der mündlichen Wissensvermittlung zwischen den Generationen hin zur theoretischen Wissensvermittlung in den Schulen.

Heute vertrauen viele Menschen den bunten, oft wertlosen und gefährlichen Pillen aus der Apotheke mehr als den Geschenken, die die Natur uns bereithält. Viele heilsame Kräuter bleiben unbeachtet, ja werden sogar als Unkraut abgetan und vernichtet. Die moderne Naturheilkunde hat sich wieder an die Heilwirkung dieser Kräuter erinnert. Man hat seit mehreren Jahren wieder begonnen, alte Heilbücher zu studieren, alten Rezepten nachzuforschen und ältere Menschen, die sich noch Reste des Heilwissens bewahrt haben, zu befragen. Seit einiger Zeit vertrauen nun immer mehr Menschen wieder den Heilkräften der Natur. Aber auch die Wissenschaft hat viele dieser Kräuter untersucht und die heilsamen Wirkstoffe in ihnen entdeckt. So konnte man auch in modernen Labors Erklärungen für die erstaunlichen Heilwirkungen vieler Pflanzen finden.

Es gibt eine ganze Reihe von Kräutern, die bei den verschiedenen Krankheiten des rheumatischen Formenkreises ihre heilsame Wirkung entfalten, teils lokal, teils auf den gesamten Körper bezogen. Vor allem sind es Kräuter, die zur Entschlackung des Organismus, zur Förderung des Stoffwechsels und der Körperausscheidungen beitragen, die in der Rheumatherapie Verwendung finden. Bevor ich Ihnen nun die wichtigsten dieser Kräuter vorstelle, möchte ich einige allgemeine Hinweise zum Sammeln der Kräuter und zur Zubereitung der Tees und Tinkturen geben, die aus Kräutern bereitet werden können.

Über das Sammeln und Zubereiten von Kräutern

Es empfiehlt sich auf jeden Fall, Kräuter selbst zu sammeln. Viele der Kräuter, die man kaufen kann, sind nämlich durch Erhitzen getrocknet worden und haben dadurch einen Teil ihrer Wirkstoffe verloren. Außerdem ist die beim Sammeln erforderliche Bewegung an der frischen Luft durchaus heilsam. Und vielleicht gelingt es Ihnen auch, beim Sammeln in der Natur eine enge Beziehung zur Pflanzenwelt herzustellen, was sicherlich die Heilwirkung erhöhen kann. Eine Einschränkung möchte ich jedoch machen. Selten gewordene oder gar geschützte Pflanzen sollte man auf keinen Fall selbst sammeln, um nicht zu deren Ausrottung beizutragen.

Auch beim Sammeln der noch nicht gefährdeten Pflanzen sollten Sie nicht den gesamten Bestand auf einmal »ernten«, sondern stets noch Pflanzen stehen lassen. Nicht gesammelt werden sollten Kräuter, die an den Rändern viel befahrener Straßen oder in Industrienähe wachsen, oder Pflanzen, die bei gedüngten Äckern stehen. Wenn Sie also auf einem Feld weißen Dünger liegen sehen, sollten Sie zumindest den nächsten Regen abwarten, bis Sie vom Rand dieses Feldes Ihre Heilkräuter pflücken. Pflanzen aus stehenden Gewässern haben ebenfalls oft zuviel von den in diese Gewässer geleiteten Abwässer und Düngemittel in sich aufgenommen, dennoch kann in einer Zeit, in der Schadstoffe überall in Luft, Wasser und Boden vorhanden sind, eine Freiheit von Schadstoffen bei keiner Pflanzen mehr garantiert werden.

Schließlich ist noch auf die Beschaffenheit der Pflanze zu achten. Sie sollte sich in einem frischen Zustand befinden, also nicht etwa vergilbt oder angefault sein. Und schließlich sollte man nur solche Pflanzen mit nach Hause tragen und zubereiten, die man auch sicher kennt. Nicht nur unter den Pilzen, auch unter den Blütenpflanzen gibt es außerordentlich giftige Arten. Doch durch diesen Hinweis möchte ich Sie keinesfalls vom Kräutersammeln abhalten, denn es gibt eine ganze Reihe ausgezeichneter, auch für den Laien verständlicher Bestimmungsbücher für Pflanzen und auch speziell für Heilkräuter. Die letzteren enthalten in vielen Fällen auch noch Hinweise zur Anwendung und Wirkung.

Das Trocknen der Kräuter sollte am besten auf einem Trockengestell oder auf Tüchern oder sauberem Papier erfolgen. Die Kräuter sollten ausgebreitet und an einem warmen, aber nicht sonnigen Ort getrocknet werden. Nimmt man die Ofenwärme zu Hilfe, trocknen die Kräuter zwar schneller, doch gehen viele Wirkstoffe verloren. Erst wenn die Pflanzen völlig trocken sind, also zwischen den Fingern knistern oder rascheln, dürfen sie in Dosen oder Schachteln gefüllt werden. Ob man die ganze Pflanze oder nur Blätter trocknet, ist meist ohne Bedeutung. Kräuter, die getrocknet werden sollen, sammelt man am besten am Morgen, wenn der Tau gerade abgetrocknet ist, es aber noch nicht zu heiß ist. Die Pflanzen sollten an trockenen Tagen eingebracht werden.

Es sollen noch kurz die wichtigsten Zubereitungsarten der Heilpflanzen aufgeführt werden:

Die Abkochung (Absud): Hierfür wird die Pflanze etwa 15 bis 30 Minuten abgekocht, dann durch ein Sieb oder ein Tuch geseiht. Dies Tuch wird anschließend mit dem Rückstand ausgepreßt. In manchen Fällen werden die Pflanzenteile auch mit kaltem Wasser angesetzt und dann langsam erhitzt. Die Abkochungen werden insbesondere bei holzigen Pflanzenteilen angewandt.

Die Tinktur ist ein alkoholischer Auszug aus Pflanzen. Die Kräuter werden mit hochprozentigem Alkohol bedeckt. Da der 96%ige Weingeist recht teuer ist, genügt es in vielen Fällen, einen »klaren« Branntwein (z. B. Korn) zu nehmen. Das Glas mit den Kräutern und dem Alkohol wird nun in die Sonne gestellt und soll etwa zwei Wochen stehenbleiben. Dann filtert man die Flüssigkeit und bewahrt die entstandene Tinktur in verschlossenen dunklen Flaschen auf. Sie wird dann tropfen- oder löffelweise verdünnt mit Wasser zu sich genommen.

Der Preßsaft wird aus frischen Kräutern mit einer Gemüsepresse gepreßt. Dieses Verfahren eignet sich nur für saftreiche Pflanzen.

Der Kaltwasserauszug wird aus sehr empfindlichen, schleimhaltigen Pflanzen bereitet. Die zerkleinerten Pflanzenteile sollen hierbei mindesten 5 Stunden, besser aber über die ganze Nacht in kaltem Wasser stehen. Dann werden sie abgeseiht und vor dem Trinken nur schwach erwärmt.

Der Aufguß (Infus) ist der Fachausdruck für den »Kräutertee«. Hierbei werden die getrockneten Pflanzenteile mit kochendem Wasser übergossen; sie müssen etwa fünf Minuten ziehen. Danach werden die Kräuter mit einem Teesieb abgeseiht.

Kräuter für die Rheumatherapie

Arnika: Arnika ist eine gelbblühende Pflanze, die vor allem in Gebirgslandschaften wächst. Sie ist selten geworden und vom Aussterben bedroht. Bitte also nicht selbst sammeln. Als Wirkstoffe enthält Arnika vor allem die durchblutungsfördernden Flavonglukoside. Arnika wird hauptsächlich äußerlich zur besseren Durchblutung der rheumaerkrankten Gelenke angewandt. Die Pflanze wirkt aber nicht nur auf die betreffende Körperstelle, sondern es wird auch ein ganzheitlicher Reiz ausgeübt, z. B. der Aufbau des gesamten Knochengerüsts positiv beeinflußt. Innerlich darf Arnika nur in starker homöopathischer Verdünnung angewendet werden, da es recht giftig ist.

Bärlapp: Der Bärlapp ist eine moosartige immergrüne Pflanze, die nur an Nordhängen im Gebirge wächst. Sie steht unter Naturschutz, darf also nicht gesammelt werden. Im Kräuterhandel wird sie aus Skandinavien bezogen. Bärlapptee ist ein altes Hausmittel gegen Gicht und Arthrosen. Bärlapp darf nicht gekocht werden, der Aufguß muß mit heißem Wasser erfolgen.

Bärlauch: Bärlauch ist eine in feuchten Wäldern und an Berghängen häufig vorkommende Pflanze, die nicht nur im Geschmack und Geruch, sondern auch bezüglich ihrer Inhaltsstoffe mit dem Knoblauch verwandt ist und wie dieser eine Art Allheilmittel darstellt. Man verwendet im Frühjahr die grünen Blätter als Salat oder die Zwiebelchen als Knoblauchersatz. Auch läßt sich eine Tinktur aus den Bärlauchblättern bereiten.

Beinwell: Der Beinwell ist eine relativ häufige Pflanze, die an Wegrändern und Schuttplätzen wächst. Sie gilt seit alters her als wichtiges Heilmittel gegen alle Arten von Knochenerkrankungen und Knochenverletzungen.

Der Kräuterkundler Japp Huibers charakterisierte sie als besonders wirksam bei Menschen, die nach außen hin melancholisch, ernst und förmlich erscheinen, innerlich aber eher oberflächlich sind und mit ihrer gewichtigen Rolle nicht genügend fertig werden, so daß eine Spannung von außen und innen entsteht.

Von der Pflanze wird vor allem die pulverisierte Wurzel verwendet. Das Pulver wird dann mit Wasser zu einem Brei verrührt, der zu Umschlägen verwendet wird. Dazu streicht man den schleimigen Brei auf ein Tuch und macht damit entweder eine kalte oder eine warme Auflage auf das schmerzende Gelenk. Diese Packung soll dann sechs bis acht Stunden liegenbleiben, bis der Brei eingetrocknet ist.

Für einen Beinwell-Tee werden ein bis zwei Eßlöffel der zerkleinerten Wurzel auf eine Tasse gerechnet. In Reformhäusern und Apotheken gibt es auch Beinwell-Salbe und eine Tinktur, die den Namen Symfosan trägt und innerlich wie auch äußerlich angewendet werden kann. Als Einreibemittel lindert sie lokale

Schmerzen, eingenommen fördert sie die Durchblutung der Gelenke und die Nährstoffversorgung der Knochen.

Birkenblätter: Birkenblättertee wird seit langem vor allem bei Erkrankungen der Harnwege angewendet, und die Blätter sind ein Hauptbestandteil aller käuflichen »Blasentees«. Da er eine starke harnsäureausscheidende Wirkung besitzt, kann er aber auch bei frühen Formen des Rheumas und der Gicht helfen. Die stark wassertreibende Wirkung der in der Birke enthaltenen Saponide und Flavone fördert die Giftstoffausscheidung aus dem Körper.

Für den Tee bereitet man zunächst einen Kaltwasserauszug (1 Eßlöffel Blätter pro Tasse) und wärmt diesen, nachdem er einige Stunden gezogen ist, langsam auf. Im Handel gibt es auch eine Birken-Brennessel-Tinktur (Betula-Urtica-Tinktur), von der dreimal täglich 15 Tropfen einzunehmen sind.

Die astrologisch orientierte Heilkunde empfiehlt die Birkenblätter deshalb, weil sie dem Merkur-Prinzip zugehören (wie auch die Pappel). Da dieses Prinzip die Bewegungsabläufe im Körper beeinflußt, können vom Merkur bestimmte Pflanzen auch bei den Erkrankungen der Bewegungsorgane hilfreich wirken. Besonders Menschen, die keine tiefgehenden zwischenmenschlichen Beziehungen eingehen, sondern anderen Menschen nur formal und »kalt« gegenübertreten, können von Birkenpräparaten Hilfe bei ihren Krankheiten erwarten. Überdies können die Birken als Basenbildner auch einer Übersäuerung des Körpers entgegenwirken. Ein altes Volksheilmittel ist es, auf einer mit Birkenblättern gestopften Matratze zu schlafen.

Blasenstrauch: Der Blasenstrauch hat eine stark entwässernde und entgiftende Wirkung und eignet sich daher gut als Rheumamittel. Er wird meist in Form eines Absuds verwendet.

Bockshornklee: Die intensiv riechende Pflanze kommt wild wachsend vor allem in den Mittelmeerländern vor, wird aber bei uns als Heilpflanze angebaut. Heilkräftig sind vor allem die Samen, die man in der Apotheke meist in pulverisiertem Zustand erwerben kann. Die Samen sind vor allem entzündungshemmend, aufsaugend und werden in der Wundtherapie angewandt. In der Rheumatherapie haben Auflagen aus einem aus den Samen bereiteten Brei gute Wirkung. Auch der Tee ist in Gebrauch, da er eine blutreinigende Wirkung hat. Hierfür werden die Samen kalt mit Wasser angesetzt und nach kurzem Aufkochen getrunken.

Brennessel: Die Brennessel, sowohl die große wie auch die kleine Form, ist wegen ihres schnellen Wachstums und der Neigung, sich großflächig zu verbreiten den meisten auf einen »ordentlichen« Garten bedachten Gärtnern ein dauerndes Ärgernis, zumal die Beseitigung dieses als »Unkraut« beschimpften Heilkrautes schmerzhaft sein kann.

Viel zu wenig ist bekannt, daß die Brennessel eine hervorragende Düngepflanze, ein ausgezeichnetes natürliches Schädlingsbekämpfungsmittel und eine hochwirksame Heilpflanze darstellt und sich überdies aus ihr noch schmackhafte Gemüse und Suppen bereiten lassen.

Beide Arten der Brennessel wirken harntreibend, entschlakkend und blutreinigend, und zwar alle Teile der Pflanze. Die Brennessel regt den gesamten Stoffwechsel an und leistet einen wesentlichen Beitrag zur Entgiftung des Körpers bei den Erkrankungen des rheumatischen Formenkreises.

Der *Brennesseltee* sollte bei rheumatischen Erkrankungen über längere Zeit hinweg eingenommen werden. Für die Bereitung einer Tasse Brennesseltee rechnet man etwa zwei Eßlöffel getrockneter Blätter. Man überbrüht sie mit heißem Wasser und läßt den Tee etwa 15 bis 20 Minuten ziehen. Am wirksamsten ist der Tee, wenn man ihn früh im nüchternen Zustand und dann zwischen den Mahlzeiten trinkt. Eine Einnahme vor dem Schlafengehen ist nicht zu empfehlen, da die von ihm bewirkte vermehrte Harnausscheidung leicht die Nachtruhe beeinträchtigen kann.

Von einem Preßsaft aus frischen Brennesseln, den man selbst leicht bereiten, aber auch im Reformhaus kaufen kann, sollte man ein bis drei Teelöffel in ein Glas Wasser einrühren. Er eignet sich besonders für die blutreinigende Frühjahrskur.

Aus den frischen Pflanzen kann man auch selbst eine Tinktur herstellen. Diese Tinktur nimmt man nun mit Wasser verdünnt regelmäßig ein. Unverdünnt gibt man sie auf die schmerzenden Körperstellen und erreicht damit eine durchblutungsfördernde Hautreizung. Einfacher erreicht man eine ähnliche Reizung der Haut durch ein altes Hausmittel: Man schneidet sich von der Pflanze die behaarten Stengel ab und schlägt damit auf die erkrankten Hautstellen, die dabei intensiv rot werden. Die dadurch hervorgerufene vermehrte Durchblutung hilft bei rheumatischen Schmerzen, vor allem auch bei Ischias und Hexenschuß. Natürlich sollte man bei dieser, zugegebenermaßen etwas groben, Anwendung das Tragen von Handschuhen nicht vergessen.

Ehrenpreis: Ehrenpreis ist eine häufig vorkommende Pflanze, die vor allem auf trockenen Böden wächst. Sie hat eine blutreinigende, stoffwechselfördernde Wirkung, wodurch sie sich gut zur Rheumabehandlung eignet. Für den Tee aus dieser Pflanze rechnet man 1/2 Teelöffel Ehrenpreis pro Tasse Wasser, oder man bereitet eine Tinktur aus einer Handvoll kleingeschnittener Pflanzen auf einen Liter Branntwein zu. Die Tinktur läßt sich als Einreibemittel oder auch verdünnt innerlich verwenden.

Engelwurz: Es gibt von dieser Heilpflanze mehrere Arten, die jedoch alle Heilwirkungen besitzen. Das Hauptanwendungsgebiet der Angelica ist die Beseitigung von Blähungen, jedoch finden Tee und Öl auch in der Rheumatherapie Anwendung. Der Tee wird aus der Wurzel bereitet, wobei man auf eine Tasse etwa einen Teelöffel getrockneter und gemahlener Wurzel rechnet. Man bereitet dabei zunächst einen kalten Auszug, den man dann erhitzt. Das Engelwurz-Öl wird zum Einreiben verwandt. Zur Herstellung des Öls werden 50 g der Wurzel auf 100 ml Öl gegeben, die Mischung vier Wochen stehengelassen und dann filtriert.

Esche: Die Blätter der Esche werden vor allem in der Volksheilkunde angewandt. Man sammelt sie im Juni und Juli. Auch die

Rinde wird verwendet und abgeschabt. Der Tee aus Eschenblättern wird seit alters her bei Rheuma angewendet, besonders auch bei Gicht. Er hat vor allem eine abführende und wassertreibende Wirkung, wodurch die rheumaerzeugenden Giftstoffe schneller aus dem Körper ausgeschieden werden können.

Fichte siehe Kiefer

Geißfuß, Giersch: Der Giersch ist eine häufig vorkommende Wildpflanze mit weißen Dolden, die bis zu einem Meter hoch werden kann.

Sie ist ein altes Volksheilmittel bei Rheuma und Gicht, außerdem eignen sich die Blätter für Wildsalate. Die weißen Doldengewächse sollte aber nur sammeln, wer die Pflanzen kennt, damit es zu keiner Verwechslung mit dem hochgiftigen Schierling kommt.

Goldrute: Dieser Pflanze wird eine vielseitige Wirkung zugeschrieben. Man verwendet sie z. B. bei Nierenerkrankungen, aber auch bei Rheuma. Denn manche rheumatischen Beschwerden können auch dadurch entstehen, daß einem etwas »an die Nieren geht«, daß man sich ärgert. Gerade bei solchen psychischen Ursachen für die Krankheit kann die Goldrute helfen. Sie paßt besonders zu dem Typ, der sich schmollend still in die Ecke zurückzieht, Ärger in sich »hineinfrißt« und viele Enttäuschungen erlebt hat. Eine Tinktur aus der Goldrute über längere Zeit hinweg vier- bis fünfmal täglich (je 10 Tropfen) eingenommen kann die Gefühlsstauungen beseitigen und dem Rheuma vorbeugen oder es heilen helfen.

Guajakholz: Der Guajakbaum kommt in amerikanischen Tropengebieten vor. Er enthält den entzündungshemmenden Wirkstoff Guajacol. In den Ursprungsländern wird ein Absud aus den Spänen des Baums genossen. Darauf führen manche Forscher zurück, daß in diesen Regionen rheumatische Beschwerden nahezu unbekannt sind.

Hagebutte: Aus den Früchten der Heckenrose, der Hagebutte, lassen sich, wie es sicher jedem bekannt ist, ein schmackhafter Tee, Marmelade, und Sirup bereiten. Die Frucht ist reich an Vitamin C und hilft beim Aufbau gesunder Knochen und Knorpel.

Hauhechel: Wie Löwenzahn oder die Brennessel wird auch der Hauhechel als ein nur schwer auszurottendes Unkraut angesehen, zumal er sehr tiefe Wurzeln hat. Gesammelt werden vor allem die Wurzeln, die man luftig zum Trocknen aufhängt. Der Hauhechel hat eine stark harntreibende Wirkung, vor allem zu Beginn der Einnahme. Wird Hauhecheltee längere Zeit eingenommen verliert er an Wirkung. So soll eine Teekur nach einigen Tagen abgebrochen und erst nach einer Pause von etwa einer Woche wieder für ein paar Tage fortgesetzt werden.

Für die Rheuma- und Gichttherapie macht man sich die harntreibende Wirkung der Wurzeln zunutze. Zur Zubereitung des Tees schneidet man die Wurzel klein und gibt zwei Teelöffel davon auf eine Tasse Wasser. Diesen Ansatz läßt man einen halben Tag ziehen, läßt ihn dann kurz aufkochen und seiht ihn ab.

Besonders gut eignet sich der Hauhecheltee zur Behandlung von Rheumaleiden bei Menschen, die viel und gut essen. Vor allem auch bei Gichtkranken.

Holunder: Der Holunder ist eine uralte Volksheilpflanze, die ursprünglich an fast jedem Bauernhaus ihren Platz hatte. Er spielt in der germanischen Mythologie eine Rolle und wird in nahezu allen alten Heilbüchern erwähnt. Holunder ist sehr vielfältig zu verwenden. Im Frühjahr sammelt man die Blätter, um einen Tee daraus zu bereiten, zur Blütezeit werden die weißen Blütendolden gepflückt, um sie zu Holunderküchlein in der Küche zu verarbeiten oder ebenfalls zur Teebereitung. Im Herbst pflückt man die schwarzen Beeren, um aus ihnen Saft, Mus und Marmelade herzustellen.

Der Tee, den man aus den jungen Blättern bereitet, wirkt harntreibend und wird mit anderen Kräutern zusammen zur »Blutreinigungskur« verwendet. Diese ableitende Wirkung hat auch in der Rheumatherapie ihre Bedeutung.

Die Blüten enthalten viele ätherische Öle und Saponine. Ein Holunderblütentee ist vor allem schweißtreibend. Durch das intensive Schwitzen werden auch Giftstoffe ausgeschieden, die im Körper zur Rheumaerkrankung führen.

Die ausgereiften Beeren enthalten viele Vitamine, vor allem auch das wichtige Vitamin B. Das Holundermus stellt darüber hinaus ein wirksames Mittel zur Förderung der Darmentleerung dar, was bei der Rheumatherapie gar nicht hoch genug eingeschätzt werden kann.

Die Beeren sollten nie roh gegessen werden, sondern nur gekocht. Ebenso wird der Holundersaft aus gekochten Beeren bereitet.

Johannisbeere siehe Schwarze Johannisbeere

Johanniskraut: Das Johanniskraut wird schon seit alters her als Heilpflanze bei einer Vielzahl von Krankheiten verwendet. Aus dieser Pflanze bereitet man unter anderem das Rotöl. Dies ist in Apotheken, Drogerien und Reformhäusern zu erhalten, läßt sich aber auch leicht selbst herstellen. Die frischen Blüten werden in gutes kaltgeschlagenes Ölivenöl eingelegt und dem Sonnenlicht ausgesetzt. Dabei bekommt es eine leuchtendrote Farbe. Unter der Einwirkung des Lichts entsteht jedoch auch die heilsame Substanz. Man verwendet das Rotöl als Einreibemittel bei Blutergüssen, bei rheumatischen Beschwerden, auch bei schlecht heilenden Wunden.

Innerlich angewandt als Tee (aus dem ganzen Kraut bereitet) gilt das Johanniskraut als ein Mittel zur Nervenberuhigung und gegen depressive Zustände, wie sie oft eine so schmerzhafte und langwierige Krankheit wie Rheuma begleiten können. Die Einnahme von Johanniskraut trägt also zum besseren seelischen Allgemeinbefinden bei. Man sollte allerdings darauf achten, daß man sich nach der Einnahme von Johanniskrauttee oder -öl nicht einem Sonnenbad aussetzt, da die Wirkstoffe des Johanniskraut die Wirkung der Sonne verstärken und es leicht zu Sonnenbränden und Hautreizungen kommen kann.

Kampfer: Unter Kampfer versteht man das ätherische Öl, das aus dem Holz des ostasiatischen Kampferbaums gewonnen wird. Das alte Heilmittel hat eine anregende Wirkung auf Kreislauf und Nervensystem. Hauptsächlich wird es aber als Einreibemittel zur Durchblutungsförderung angewandt. Es ist in den meisten käuflichen Einreibemitteln für Sport- und Muskelverletzungen enthalten und kann auch bei rheumatischen Beschwerden eine bessernde Wirkung entfalten.

Kiefer und Fichte: Beide Nadelbäume gelten seit langem auch als Heilpflanzen. Man sammelt im Frühjahr die jungen Knospen und im Sommer die ausgewachsenen Nadeln. Diese Nadeln besitzen einen hohen Vitamin-C-Gehalt, der jedoch beim Kochen erheblich reduziert wird.

Sowohl von den Nadeln der Kiefer wie auch der Fichte und der Tanne lassen sich Tees herstellen. Dazu überbrüht man die Nadeln mit heißem, nicht kochendem Wasser und trinkt diesen Tee warm. Er hilft gegen Erkältungen, dient aber auch der Blutreinigung und somit zur Besserung rheumatischer Beschwerden. Das in den Nadeln enthaltene natürliche Terpentinöl fördert die Durchblutung der Haut und wirkt ableitend. So enthalten viele Mittel zum Einreiben bei Rheuma ein aus der Fichte gewonnenes Terpentinöl.

Aus Kiefern- und Fichtennadeln wird außerdem der bekannte Badeextrakt gewonnen. Als Badezusatz fördert er die Durchblutung der Haut. Stellt man diesen Badezusatz selbst her, benötigt man etwa 1 kg Nadeln auf 5 l Wasser. Vom Selbstsammeln der Nadeln ist jedoch angesichts des Baumsterbens abzuraten. Fichtennadelextrakt gibt es überall zu kaufen, wobei man jedoch darauf achten sollte, daß es sich um einen echten Extrakt handelt, nicht um wertlose Imitation.

Knoblauch: Der Knoblauch stellt seit Jahrhunderten in der Volksmedizin so etwas wie ein Allheilmittel dar, das gegen nahezu alle Krankheiten verabreicht wird. Viele der erstaunlichen Wirkungen des Knoblauchs sind mittlerweile wissenschaftlich abgesichert. So seine entzündungshemmende und seine blutdrucksenkende Wirkung, die Vorbeugewirkung gegen Arteriosklerose und gegen Alterserscheinungen, seine heilende Wirkung bei Erkältungskrankheiten und Magen- und Darmstörungen durch seinen nachhaltig desinfizierenden Effekt auf den gesamten Organismus.

Als Rheumamittel eignet sich Knoblauch besonders zur unterstützenden Therapie. Speziell als Einreibemittel wird eine Tinktur empfohlen, die aus frischen Knoblauchzehen und Branntwein hergestellt wird.

Hilfreich ist es allemal, den Knoblauch als Beigabe zu Salaten, zu Fleisch- und Gemüsegerichten nicht zu sparsam zu verwenden. Man kann dadurch zwei Fliegen mit einer Klappe schlagen, der Geschmack des Gerichtes wird besser und die Gesundheit gefördert. Leider hat sich diese Erkenntnis in unseren Breiten noch nicht genügend durchgesetzt, und viele Leute verzichten aus Angst vor dem nach dem Knoblauchgenuß auftretenden Körpergeruch auf eines der wichtigsten Heilmittel.

Lavendel: Der Lavendel besitzt ähnlich dem Kampfer und dem Rosmarin viele ätherische Öle, die die Durchblutung fördern helfen. Für uns hat Lavendelöl vor allem als Badezusatz Bedeutung.

Löffelkraut: Das Löffelkraut kommt nur noch vereinzelt auf den Salzwiesen unserer Küsten vor. Da es vom Aussterben bedroht ist, sollte es nicht gesammelt werden. Der Saft, der wegen seiner darin enthaltenen ätherischen Öle und seinem Vitamin-C-Gehalt auch als Rheumamittel Verwendung findet, ist jedoch in Apotheken und Reformhäusern zu finden.

Löwenzahn: Ebenso wie die Brennessel ist auch der Löwenzahn bei uns heute überall als Unkraut verschrien. Gärtner und Bauern macht er gleichermaßen das Leben schwer, denn seine langen Wurzeln lassen sich nur mit Mühe aus dem Boden entfernen. Es gibt wohl kaum eine Wiese oder ein Feld, wo man ihn nicht findet. Aber wie die Brennessel darf man auch den Löwenzahn nicht falsch beurteilen, denn er ist kein Unkraut, sondern eine sehr wichtige Heilpflanze. Es gibt wohl kaum jemanden, der diese Pflanze nicht kennt, denn die gelben Löwenzahnblüten sind im Frühsommer auf keiner Weise zu übersehen. Ganz besonders Kinder haben ihren Spaß daran, die »Fallschirme« der reifen Löwenzahnblüte – die dann zur bekannten »Pusteblume« geworden ist – in den Wind zu blasen. Doch das ist nur die eine Seite dieser Pflanze. Neben all dem Ärger, den er Gärtnern und Bauern bereitet, und all der Freude, die die Kinder an seiner »Pusteblume« haben, genießt der Löwenzahn in der Naturheilkunde hohes Ansehen wegen seiner vielfältigen Heilwirkung.

Das ungeliebte Unkraut enthält nämlich viele heilende Wirkstoffe wie z. B. Saponine, Vitamine, Bitter- und Schleimstoffe, Spurenelemente, Enzyme, ätherische Öle, Stärke und Fett. Dank seiner heilkräftigen Bestandteile läßt sich der Löwenzahn hervorragend zur Behandlung von Leber- und Gallenleiden, Blasenbeschwerden sowie anderen Stoffwechselstörungen einsetzen. Aber auch Erkrankungen der Wirbelsäule, der Wirbelgelenke, Rheumatismus und Gelenkabnutzung (Arthrose) können durch Löwenzahn gebessert werden. Löwenzahn regt aber auch den Appetit an, bessert die Darmtätigkeit und wirkt heilend bei Geschwüren. Eine »Blutreinigungskur« mit Löwenzahnsaft, -gemüse oder -salat hat schon so manchen Frühjahrsmüden wieder auf die Beine gebracht.

Der Löwenzahn steht uns nicht nur im Frühjahr zur Verfügung. Denn zu seinen heilkräftigen Pflanzenteilen gehören nicht nur die Wurzeln oder die Blume zur Blütezeit, sondern auch die gezackten, sägeförmigen Blätter. Gerade die Blätter schmecken noch vor der Blüte, also ganz jung gepflückt, am besten. Später werden Sie etwas bitter. Doch dem kann man abhelfen, wenn man sie vor dem Zubereiten einige Zeit in lauwarmem Salzwasser ziehen läßt. Eine weitere Geschmacksverbesserung bekommt das Löwenzahnblatt, wenn man es als Salat mit hartgekochten Eiern zubereitet. Beide Methoden nehmen den bitteren Geschmack, ohne jedoch die Heilwirkung des Krautes zu vermindern.

Sehr wirksam bei allen rheumatischen Beschwerden ist der frisch gepreßte Saft des Löwenzahn. Auch ein Tee aus getrockneten Blüten, Blättern und kleingeschnittenen, getrockneten Wurzeln wirkt Wunder. Täglich 1 bis 2 Teelöffel der Mischung aus Blüten, Blättern und Wurzeln werden dafür pro Tasse mit kochendem Wasser übergossen und nach etwa 10 Minuten Ziehzeit abgeseiht. Gibt man dann noch etwas Honig dazu, so verbessert man nicht nur den Geschmack, sondern verstärkt auch noch die heilende Wirkung.

Mädesüß siehe Spierstrauch

Pappel siehe Schwarzpappel

Paprika: Der Gemüsepaprika ist in den letzten Jahren auch überall in Deutschland bekanntgeworden. In verschiedenen Ländern des Balkans wird Paprika mit Vaseline als Salbe vermischt und gegen Weichteilrheumatismus verwendet.

Der hohe Vitamin-C-Gehalt der rohen Früchte hilft, die Abwehrkraft des Körpers zu steigern.

Preiselbeere: Von der Preiselbeere werden nicht die roten Beeren, sondern die Blätter zur Teebereitung verwendet. Der daraus gewonnene Tee findet in der Volksmedizin als Mittel gegen Rheuma, vor allem gegen Gicht, Verwendung.

Quecke: Die Quecke ist eine zähe, getreideartige Pflanze, die eine Höhe bis zu 80 cm erreicht. Von ihr werden die Wurzeln gesammelt, die man entweder als Brei oder als Tee verwendet. Zur Breizubereitung werden die gemahlenen Wurzeln mit kaltem Wasser angerührt und dem schmerzenden Gelenk aufgelegt. Zur Teebereitung verwendet man einen Teelöffel auf eine Tasse Wasser.

Rosmarin: Das Rosmarin ist den Freunden der Mittelmeerküche, vor allem der provençalischen Küche, als Gewürzpflanze bekannt. Die nadelartigen Blätter verleihen den Lamm- und Gemüsegerichten ihren unvergleichlichen Geschmack. In seiner Zusammensetzung ähnelt der Rosmarin dem Kampfer und hat dieselben anregenden Wirkungen auf Kreislauf und Nervensystem. Diese kommen vor allem zur Geltung, wenn man den Rosmarin als Badezusatz verwendet. Man kann ihn selbst herstellen oder auch als Badeöl kaufen.

Bei rheumatischen Schmerzen wird vor allem der Rosmarinspiritus als Einreibemittel verwendet. Hierfür werden Rosmarinblätter mit hochprozentigem Alkohol übergossen und die Lösung einige Zeit stehengelassen. Er wirkt vor allem durchblutungsfördernd.

Roßkastanie: Von der weit verbreiteten Roßkastanie, der gewöhnlichen Kastanie also, werden die Rinden, die kerzenförmigen Blüten und die Blätter bei der Rheumabehandlung eingesetzt. Alle Pflanzenteile enthalten Saponine und Flavone. Diese Stoffe beinhalten die durchblutungsfördernde und entwässernde Wirkung der Kastanie.

Aus der Rinde bereitet man eine Abkochung, von der wiederum ein Teelöffel pro Tasse verwendet werden soll. Aus den Blättern kann ein Tee bereitet werden (1/2 Teelöffel pro Tasse) oder gemeinsam mit den Blüten eine Tinktur.

Echte Schlüsselblume: Die Schlüsselblume enthält Saponine und Vitamine, ist schweiß- und harntreibend und somit für eine entgiftende Frühjahrskur gut geeignet. Für einen Tee sind zwei Teelöffel pro Tasse zu verwenden. Da die echte Schlüsselblume recht selten geworden ist, hat man sie unter Naturschutz gestellt. Sie sollten sie also nicht auf eigene Faust pflücken, sondern in der Apotheke oder im Reformhaus kaufen. Die dort erhältlichen Blüten sind aus Pflanzen gewonnen, die kontrolliert und sorgsam an Standorten gepflückt sind, an denen ein Nachwachsen garantiert ist.

Schwarze Johannisbeere: Die schwarze Johannisbeere wird im Gegensatz zu ihrer roten Schwester selten roh gegessen, sondern zu Säften und Marmeladen verarbeitet. Ihr hoher Vitamingehalt hilft, die Abwehrkräfte des Körpers zu steigern. Außerdem, und das ist das Wesentliche für die Rheumabehandlung, hat sie eine stark entwässernde Wirkung und baut Harnsäure ab. Zur Frühjahrskur verwendet man die jungen Blätter.

Schwarzpappel: Der aus den jungen Knospen der Schwarzpappel bereitete Tee hat eine harnsäureausscheidende Wirkung und ist bei der Rheuma- und Gichtbehandlung nützlich. Er kann sowohl als vorbeugendes wie als heilendes Mittel angewandt werden. Zur Herstellung des Tees wird ein Eßlöffel getrockneter junger Pappelknospen auf $1^1/_2$ Liter Wasser gerechnet. Auch eine Tinktur läßt sich aus den Knospen bereiten, von der bei rheumatischen Beschwerden dreimal täglich zehn Tropfen eingenommen werden sollen. Die Pappel paßt eher zum fröhlichen redseligen Typ und sollte von solchen Menschen bevorzugt als Heilmittel angewandt werden.

Silberweide: Besonders Menschen, die unter chronischem Rheumatismus leiden, können Hilfe durch eine Salixkur erhalten. Über eine längere Zeit hinweg sollten täglich 15 Tropfen einer Weidentinktur eingenommen werden. Die Weide bewirkt vor allem auch eine psychische Umstimmung: Menschen, die, vielleicht infolge ihrer Erkrankung, trüben Gedanken und Stimmungen nachhängen, erfahren wieder neue Lebensfreude. Überhaupt ist die Einnahme von Weidenpräparaten bei Menschen angezeigt, denen es schlecht gelingt, Freude zu äußern, und die sich innerlich verkrampfen (was auch eine Ursache ihres Rheumas sein kann).

Die Weidenrinde enthält Salizin, aus dem im Körper die natürliche Salizylsäure gebildet wird, die der in vielen Rheumamitteln enthaltenen chemischen Salizylsäure überlegen ist. Dieser Wirkstoff hat eine fiebersenkende und schmerzstillende sowie eine harntreibende Wirkung und stellt somit ein wichtiges Anti-Rheumamittel dar. Somit ist auch der Weidentee eines der wichtigsten natürlichen Rheumamittel überhaupt.

Spierstrauch, Ulmen-Spierstrauch, Mädesüß: Diese ein bis zwei Meter hoch werdende Pflanze wächst häufig auf feuchten Wiesen, in Gräben am Rande von Weiden. Sie enthält unter anderem Galtherine, das sind Salizylverbindungen, die eine entzündungshemmende Wirkung haben. Das Mädesüß wurde früher zur Zubereitung von Met verwendet und trägt daher diesen Namen, hat also mit »süßen Mädels« nichts zu tun. Auch in der Küche fand das Kraut als würzige Salatbeigabe Verwendung, oder man bereitete aus ihm eine Bowle, die der Waldmeisterbowle ähnelte.

Die Pflanze trägt zur Entwässerung des Körpers bei und ist besonders bei solchen Rheumaformen angebracht, die sich durch Feuchtigkeit verschlimmern. So fressen auch die Kühe auf der Weide instinktiv vom Spierstrauch, wenn sie Regen und Sturm ausgesetzt sind. In der Heilkunde bereitet man einen Tee aus Blüten, Blättern, Stengeln und Wurzeln des Spierstrauchs. Dazu wird ein gehäufter Eßlöffel der Droge mit einem halben Liter Wasser überbrüht. Man trinke täglich zwei bis drei Tassen von dem Tee, besonders während der feuchten und naßkalten Jahreszeit. Für eine Dauereinnahme eignet sich der Tee wegen des Salizylgehalts jedoch weniger, wie man überhaupt auch beim Trinken der Heiltees abwechseln sollte, denn, wie Paracelsus es gesagt hat, kann auch eine heilsame Pflanze in hoher Dosis zum Gift werden.

Besonders günstig wirkt das Mädesüß bei Menschen, die unter den emotionalen Folgen von Gelenkrheumatismus zu leiden haben, die viele Eindrücke und Erlebnisse noch nicht genügend haben verarbeiten können. Sie hilft, mit dem Ballast unverarbeiteter Eindrücke besser fertig zu werden, die somit nicht mehr die Krankheit verstärken können.

Afrikanische Teufelskralle: Die Pflanze stammt aus Afrika und ist nicht mit gleichnamigen heimischen Pflanzen (Physteuma) zu verwechseln. Sie enthält besonders in der Wurzel Glykonide, die stark entzündungshemmend sind und harnsäureausscheidend wirken. Der Tee aus den Wurzeln ist im Reformhaus erhältlich und stellt eines der wichtigsten Anti-Reumamittel dar. Auch als homöopathisches Arzneimittel wird Harpago (Afrikanische Teufelskralle) verwendet.

Wacholder: Jeder kennt den Wacholderstrauch aus stimmungsvollen Heidebildern. Auch die Wacholderbeeren sind bekannt, die in jedes Sauerkrautgericht gehören und in kaum einer Küche fehlen. Der Gin ist ein beliebter Wacholderschnaps. Die Wacholderbeeren enthalten ein wirksames ätherisches Öl das eine reizende Wirkung auf die Nieren ausüben kann. Deshalb sollten Wacholderkuren nie über längere Zeit hinweg durchgeführt werden, und Nierenkranke sollten diese Pflanze unbedingt meiden.

Die Bedeutung des Wacholders für die Rheumatherapie liegt darin, daß er ein ausgezeichnetes Stoffwechselmittel darstellt und den Körper von Giftstoffen reinigt. So ist besonders im Frühjahr eine Stoffwechselkur mit Wacholder zu empfehlen, wobei oft gleichzeitig Löwenzahnsaft eingenommen wird. Schon in alten Zeiten war es üblich, im Herbst eine Wacholderkur durchzuführen, um Verschlechterungen des chronischen Rheumatismus während der kalten und feuchten Herbst- und Wintermonate vorzubeugen. Man kann eine Kur sowohl mit frischen wie auch mit getrockneten Wacholderbeeren durchführen oder sich im Reformhaus den Kneipp-Wacholdersaft besorgen. Bei der Saftanwendung steigert man von einem halben Eßlöffel pro Tag die Menge auf drei Eßlöffel und vermindert die Dosis dann wieder. Die Kur sollte etwa vier Wochen dauern. Wenn man die Beeren kaut oder als Tee abkocht, empfiehlt es sich ebenfalls, eine Steigerung von zwei bis zwölf Beeren pro Tag durchzuführen und wieder bis auf zwei Beeren zu reduzieren.

Walnuß: Vom Nußbaum sammelt man die frischen Blätter im Juni, die sofort nach dem Sammeln an der Sonne getrocknet werden müssen. Sie enthalten Gerbstoffe und ätherische Öle. Nußbaumblättertee ist oft ein Bestandteil von guten Blutreinigungstees. Auch speziell zur Gichttherapie wird der Nußblättertee in der Volksheilkunde empfohlen.

Weide siehe Silberweide

Weinrebe: In der Volksmedizin werden die Weinblätter als Mittel gegen Rheuma und Gicht geschätzt. Aus den frischen Blättern bereitet man einen Tee, wobei man einen gehäuften Teelöffel zerkleinerter Blätter auf eine Tasse Tee rechnet. Aus dem Mittelmeerraum kennen wir gefüllte Weinblätter als eine schmackhafte Vorspeise.

Besonders zu empfehlen ist im Herbst eine Traubenkur, wobei man etwa 2 Wochen lang täglich bis zu drei Kilogramm frische, reife Weintrauben zu sich nimmt, daneben fast auf alle Speisen verzichtet. Als Folge dieser Kur tritt eine den ganzen Körper umfassende reinigende Wirkung ein, wodurch auch rheumatische Beschwerden zum Abklingen kommen.

Frischer Traubensaft hat eine blutreinigende Wirkung und stärkt die Abwehrkräfte des Körpers.

Zinnkraut (Ackerschachtelhalm):
Der Ackerschachtelhalm wurde früher zum Reinigen von Zinn verwendet, was ihm den Namen Zinnkraut eingebracht hat. Das Zinnkraut hat eine breite Heilwirkung. In der Rheumatherapie findet es vor allem als Badezusatz Verwendung. Außerdem ist der Tee wegen seiner harnsäureausscheidenden Wirkung zu empfehlen.

Rezepte einiger Teemischungen

Aus nahezu allen der im vorherigen Abschnitt aufgeführten Kräuter lassen sich heilkräftige Tees bereiten, auf deren Zubereitung bei der Beschreibung der Pflanzen schon kurz eingegangen wurde. Besonders wirksam ist eine Teebehandlung, wenn man den Tee nicht nur aus einer Pflanze herstellt, sondern verschiedene Pflanzen mit verschiedenen, sich ergänzenden Wirkstoffen verwendet. Einige dieser Teemischungen sind als »Blutreinigungstee« oder »Rheumatee« im Handel, sie lassen sich jedoch auch selbst zubereiten.

Empfehlenswert bei erhöhten Harnsäurewerten und Gichtisch-arthritischen Erkrankungen ist z. B. **Weidenrinden-Bir-**

kenblätter-Tee. Dieser Tee wirkt schweiß- und harnteibend und sorgt so für eine verstärkte Ausscheidung aller Giftstoffe. Versuchen Sie folgendes Tee-Rezept: Mischen Sie Birkenblätter und Weidenrinde zu gleichen Teilen. Einen Teelöffel dieser Mischung geben Sie auf eine Tasse, übergießen sie mit kochendem Wasser und lassen sie 5 Minuten ziehen. Täglich werden 2 bis 3 Tassen schluckweise getrunken. Diesen Tee dürfen Sie auch mit Honig süßen.

Sehr bewährt haben sich auch folgende Mischungen:

15 g Spierblüten, 5 g Wacholderbeeren, 15 g Hauhechelwurzel, 10 g Birkenblätter, 15 g Bruchkraut, 20 g Queckenwurzel, 5 g Petersilienfrüchte, 15 g Schachtelhalm.

Von dieser Mischung jeweils einen Teelöffel mit einer Tasse siedendem Wasser übergießen. Lassen Sie den Tee 10 Minuten zugedeckt ziehen, dann seihen Sie ihn ab und trinken zweimal täglich eine Tasse.

10 g Arnica-Blüten, 10 g Birkenblätter, 10 g Weidenrinde, 20 g Goldrute, 10 g Löwenzahnwurzel, 10 g Brennesselkraut.

Von dieser Mischung jeweils einen Eßlöffel pro Tasse mit kaltem Wasser übergießen. 10 Minuten kochen und kurz ziehen lassen, dann abgießen, dreimal täglich eine Tasse trinken.

5 g Wacholderbeeren, 15 g Erdrauchkraut, 10 g Brennesselkraut, 10 g Hauhechelwurzel, 20 g Löwenzahnkraut mit Wurzel, 20 g Schafgarbe, 10 g Stiefmütterchen, 10 g Holunderbläter, 5 g Kamille, 5 g Pfefferminze.

Davon jeweils einen Teelöffel auf eine Tasse. Geben Sie die Mischung in das kochende Wasser, lassen Sie sie eine Minute weiterkochen und anschließend 10 Minuten ziehen. Als Dauertherapie täglich mehrere Tassen über Monate trinken.

Und nun noch einige bewährte Tees, die nur aus einer Heilpflanze hergestellt werden:

Schon Pfarrer Kneipp lobte die heilende Wirkung des **Schlüs-**

selblumentees bei Glieder- und Gelenkschmerzen. Er empfahl zur Heilung dieser Beschwerden über längere Zeit hindurch täglich ein bis zwei Tassen Schlüsselblumentee zu trinken.

Die Blätter von **Odermennig** sind ein hervorragendes Mittel gegen alle Arten von Rheumatismus, Gliederschmerzen und Hexenschuß. Nehmen Sie zwei Teelöffel der getrockneten Blätter für zwei Tassen als Aufguß. Trinken Sie zwei bis drei Tassen schluckweise und ungesüßt im Laufe des Tages.

Empfehlenswert ist auch der **Preiselbeerblättertee.** Nehmen Sie dafür einen gehäuften Teelöffel der getrockneten und feingeschnittenen Blätter pro Tasse. Lassen Sie die Teeblätter etwa eine Minute mit dem Wasser kochen und anschließend fünf Minuten ziehen. Trinken Sie den Tee ungesüßt im Laufe des Tages schluckweise aus.

Trinken Sie einmal täglich 1/4 Liter **Zinnkrauttee** schluckweise: Ein Teelöffel Zinnkraut auf 1/4 Liter Wasser. Damit entschlacken Sie Ihren Organismus.

Kleine Muschel – große Wirkung

Die »Grünlippen-Muschel« aus Neuseeland

Relativ neu in der Behandlung rheumatischer Erkrankungen ist der Einsatz der Grünlippenmuschel aus Neuseeland. Neueste Erkenntnisse haben gezeigt, daß der Extrakt dieser Muschel in idealer Weise Spurenelemente, Mineralien und Vitamine speichert, die zur Erhaltung der Elastizität und zum Wachstum der Bandscheiben und der Gelenkknorpel notwendig sind. Gerade diese Wirkstoffe sind es, die uns heute bei der meist industriell verarbeiteten Nahrung fehlen.

Eines der – meiner Meinung nach – wirksamsten Präparate, die diesen Extrakt der Grünlippen-Meeresmuschel enthalten, ist Seatone, das bei uns in der Bundesrepublik nicht als Arzneimittel, sondern als Lebensmittel verkauft wird. Jede Kapsel dieses Präparates enthält 350 mg 100% reinen Gefrier-Trocknung-Extraktes der neuseeländischen »grünlippigen« Meeresmuschel.

Dieses Präparat wird durch seinen hohen Wirkstoffgehalt an Proteinen, Enzymen, Vitaminen, Spurenelementen und Aminosäuren eine wichtige Nahrungsergänzung für jeden Rheumatiker. Nach meinen Erfahrungen werden damit Antriebsschwäche und Abgespanntheit beseitigt und schmerzhafte Veränderungen im Bereich der kleinen und großen Gelenke sowie Muskelschmerzen nach und nach gebessert.

Auch wenn dieses Präparat nicht als Arzneimittel zugelassen ist, sondern nur als Lebensmittel verkauft werden darf, stellt es ein völlig nebenwirkungsfreies Naturprodukt dar, das bei regelmäßiger Einnahme nicht nur eine sinnvolle Ergänzung des täglichen Speiseplanes eines Rheumatikers bietet, sondern im Laufe der Zeit auch tatsächlich dazu beiträgt, die rheumatischen Beschwerden zu bessern.

Dieses Präparat ist nicht in Apotheken erhältlich, sondern kann nur bei der deutschen Vertriebsfirma des Herstellers bestellt werden. Die Adresse: Sevitone-Vertrieb, 6521 Hohen-Sülzen bei Worms, Postfach 9009.

Die wichtigsten homöopathischen Mittel gegen Rheuma

Was sind homöopathische Mittel und wie wirken sie?

Die Arzneimittel, die am meisten bei uns bekannt sind, sind *Gegen*mittel gegen Krankheiten. Wenn jemand Fieber hat, bekommt er ein fiebersenkendes Präparat verschrieben, wer an Durchfall leidet nimmt ein stopfendes Präparat ein. Dieses heilkundliche Prinzip nennt man Allopathie (von »allo« anders).

Die Homöopathie geht den nahezu entgegengesetzten Weg. Ihr Prinzip ist es, Stoffe zu finden, die ähnliche oder gleiche (homo = gleich) Symptome hervorrufen, wie sie der Patient verspürt. Solche Mittel werden dann in großer Verdünnung verabreicht und regen die Selbstheilungskräfte des Körpers an. Der Entdecker der Homöopathie, der Arzt Dr. Samuel Hahnemann, hat nach Selbstversuchen schon 1796 herausgefunden, daß Wirkstoffe, die in hoher Dosierung eine Krankheit auslösen können, bei sehr niedriger Dosierung in der Lage sind, eben diese Krankheit zu heilen.

Dem homöopathisch orientierten Arzt stehen eine ganze Reihe von Pflanzenstoffen zur Verfügung, von denen er die auswählt, die in hoher Konzentration eingenommen, die Symptome auslösen würden, die denen am ähnlichsten sind, unter denen der Kranke leidet.

Dieses Prinzip möchte ich an einem Beispiel noch einmal verdeutlichen: Uns allen ist die »tränenreiche« Wirkung der Küchenzwiebel bekannt. Wird die Zwiebel zerkleinert, werden Wirkstoffe frei, die die Nasenschleimhäute und die Augen reizen, es entstehen also Symptome, die denen eines starken Schnupfens ähneln. Leidet nun ein Patient unter Schnupfen, so könnte man ihm den in der Zwiebel enthaltenen Wirkstoff verabreichen, natürlich nicht pur, sondern in einer stark verdünnten Form. Wird dieser homöopathisch verdünnte Zwiebelextrakt in der richtigen Dosierung eingenommen, verschwinden die Beschwerden bald.

Dem homöopathisch heilenden Arzt steht heute eine Palette von mehr als 2500 geprüften biologischen Präparaten zur Verfügung, aus denen er das für den jeweiligen Patienten richtige auswählen kann. Homöopathische Mittel können nicht im Schnellverfahren verschrieben werden, sondern es muß das für jeden Patienten individuell richtige Mittel und die persönlich richtige Dosierung gefunden werden. Die Präparate werden in Form von Tabletten, Pulver oder Tropfen eingenommen oder auch injiziert. Man kann die Wirkung noch verstärken, indem man die Mittel in Akupunkturpunkte einspritzt oder sie in Verbindung mit Procain in der Neuraltherapie einsetzt.

Verzeichnis der wichtigsten in der Rheumatherapie verwendeten homöopathischen Heilmittel

Eine ganze Reihe der zur Verfügung stehenden homöopathischen Präparate eignen sich auch als Rheumamittel. Hervorheben möchte ich dabei den *Mistelextrakt.* Die Mistel kann wie kaum eine weitere Pflanze körpereigene Abwehrstoffe eines Menschen steigern, weshalb man sie auch in der biologischen Krebstherapie einsetzt. Daneben haben Spritzen mit Mistelpräparaten aber auch bei Rheuma schon großen Erfolg gehabt.

Im folgenden möchte ich einen kurzen Überblick über die homöopathischen Mittel geben, die für die Rheumabehandlung herausgefunden wurden. Diese Liste soll auch Vorstellungen darüber vermitteln, wie groß die Einsatzmöglichkeiten der jeweiligen homöopathischen Mittel ist, also darüber, bei welchen Symptomen welches Mittel am besten anzuwenden ist und welche Begleitsymptome noch dabei zu beachten sind.

Acidum silicium colloidale (Kieselsäure): Hilft gegen Bindegewebsschwäche, rheumatische Reizungen des Muskel- und Bindegewebes.

Acidum Picrinicum (Picrinsäure): Bei Kreuz-, Rücken-, Muskel- und Gelenkschmerzen, die mit nervöser Erschöpfung einhergehen.

Aconitum (Eisenhut): Bei Neuralgien, entzündlichem Rheumatismus, Schüttelfrost und trockenem Fieber. Trockener und kalter Wind verschlimmert die Beschwerden, ebenso tritt am Abend und in der Nacht eine Verschlimmerung ein.

Ammonium chloratum (Ammoniumchlorid): Bei Schmerzen des Ischiasnervs, die sich beim Sitzen verschlimmern.

Argentum (Silber): Hilft gegen rheumatische Gelenkschmerzen, wirkt auf Knochen, Knorpel und Bänder.

Arnica (Arnika, Bergwohlverleih): Bei Neuralgien, Nervenschmerzen, Knochenbrüchen, mit begleitenden Herzschmerzen. Schmerzstillend.

Aurum (Gold): Im Unterschied zur herkömmlichen Heilkunde wird in der Homöopathie das Gold nur in hochgradiger Verdünnung gespritzt, so daß keine schädlichen Wirkungen auftreten können. Die Verdünnung beträgt etwa 1 : 10 000 000.

Bryonia (Zaunrübe, Teufelsrübe): Muskel- und Gelenkrheumatismus mit Schmerzen, die sich bei Ruhe bessern und bei Bewegung verschlimmern, sowie bei akuter Polyarthritis und entzündlichen Gelenken.

Calcium phosphoricum (Kalziumphosphat): Bei Kalkstoffwechselstörungen, vor allem bei Osteoporose.

Calendula (Ringelblumen): Schmerzstillend, bei schlecht heilenden Wunden.

Cimicifuga (Wanzenkraut): Bei Neuralgien, bei Osteochondrose der Brust- und Halswirbelsäule, Ischias, mit blitzartigen, rasch wechselnden Symptomen.

Colchicum (Herbstzeitlose): Bei Muskel- und Gelenkrheumatismus, Gicht, Rückenschmerzen. Verschlimmerung der Beschwerden bei schlechtem Wetter. Zusätzlich Herzklopfen und Herzstiche.

Dulcamare (Bittersüß): Bei Muskel- und Gelenkrheumatismus insbesondere nach Erkältungskrankheiten. In Begleitung von Leibkoliken und Durchfällen. Wenn Nässe verschlimmernd wirkt.

Harpagophytum (Teufelskralle): Bei Polyarthritis, Muskelrheuma, Bittermittel bei Magenbeschwerden.

Ledum (Sumpfporst): Bei Gelenk- und Muskelrheumatismus, Gicht und Rückenschmerzen, Gelenkentzündungen ohne Fieber, Rückensteifigkeit nach langem Sitzen. Die Gelenkbeschwerden werden bei Kälte und kalten Güssen vermindert.

Phytolacca (Kirmesbeere): Bei Muskel- und Gelenkrheumatismus, der aufgrund von Herderkrankungen entsteht. Hals- und Ohrenschmerzen, Müdigkeit.

Rhus toxicodendron (Gift-Sumach): Anwendung bei akutem und chronischem Gelenkrheumatismus, bei Rückenschmerzen und Nervenschmerzen, die sich bei Ruhe verschlimmern und bei Bewegung bessern. Begleitende Herzbeschwerden.

Spiraea ulmaria (Spierstrauch, Mädesüß): Bei rheumatischen Ödemen, bei Gicht, bei umherziehenden Muskel- und Gelenkschmerzen, die sich bei Bewegung und Nässe verschlimmern. Enthält Salizylsäure.

Natürlich können nicht nur fertige Präparate homöopathisch aufbereitet werden.

In der Rheumatherapie verwendet man außerdem auch homöopathische Organmittel. Besonders wirkungsvoll sind hier Präparate aus Bandscheiben, Nabelsträngen, Knorpel und Nebenniere. Natürlich lassen sich im Prinzip auch alle anderen Organe in homöopathischer Verdünnung verwenden. Die Auswahl hängt von der jeweiligen Krankheit des Patienten ab.

Homöopathische Mittel müssen nicht immer nur als Einzelmittel verabreicht werden. Mittlerweile wurde eine ganze Reihe von Komplexmitteln entwickelt, die mehrere Einzelmittel in wirksamer Weise zusammenfassen, die sich bei Rheuma ganz besonders bewährt haben.

Obwohl homöpathische Mittel keine schädlichen Nebenwirkungen haben, sollten Sie sie trotzdem nicht auf eigene Faust auswählen und einnehmen. Nur ein homöopathisch geschulter Arzt für Naturheilverfahren oder ein Heilpraktiker können nach genauer Auswertung aller Symptome die richtigen Präparate für Sie zusammenstellen und Ihnen so helfen, Geld und wertvolle Zeit zu sparen.

Wichtige Hausmittel aus Omas Erfahrungsschatz

Ich habe schon zu Beginn des Kapitels über die Heilkräuter betont, daß das Gesundheitswissen unserer Vorfahren in der Zeit der Industrialisierung und des Glaubens an die Wirksamkeit der chemisch hergestellten Heilmittel verlorengegangen ist.

Viele alte Rezepte wurden aber inzwischen wissenschaftlich untersucht und ihre Wirkstoffe herausgefunden. Doch auch die jahrhundertlange Erfahrung beweist die Wirksamkeit vieler Hausmittel, von denen ich Ihnen abschließend noch einige vorstellen möchte.

Breiauflagen

Mengen Sie **Gerstenmehl** mit Essig. Schmieren Sie den daraus entstehenden Brei auf Ihre schmerzenden Gelenke. Auch damit kann Gelenkrheumatismus gebessert werden.

Als Auflage bei rheumatischen Gelenkentzündungen hat sich auch der warme Brei aus zerstoßenen **Queckenwurzeln** gut bewährt. Kochen Sie dazu eine Handvoll Queckenwurzeln auf, zerstoßen Sie sie dann zu einem Brei, und verwenden Sie diesen für Ihre Gelenke so oft und so warm wie möglich.

Meerrettich (Kren) schmeckt nicht nur gut, sondern wirkt auch hervorragend bei Rücken- und Armneuralgien, Gelenkschmerzen, Ischias und andere Muskel- und Gelenkschmerzen. Machen Sie sich dazu aus frisch geriebenem Meerrettich eine Breiauflage auf die entsprechenden Körperteile. Die Auflage sollte so lange liegengelassen werden, bis auf den betreffenden Hautstellen ein Brennen auftritt. Die so entstehende Hautreizung bewirkt eine verstärkte Durchblutung und eine bessere Entgiftung.

Moor-Bäder sind Ihnen sicherlich als Rheumatherapie schon gut bekannt. Bisher wurden diese Moor-Bäder immer als heiße Bäder verabreicht. Jetzt hat man aber herausgefunden, daß die Moor-Therapie bei Gelenkabnutzung und Gelenkentzündungen auch als kalte Anwendung sehr hilfreich ist. Kühlen Sie dazu das Moor auf etwa 3 °C ab, und legen Sie den zähen Brei als Kältepackung auf die schmerzenden Gelenk- oder Muskelpartien.

Pflücken Sie frische **Hopfen-Blätter**, und zerstoßen Sie diese in einem Mörser. Dieser Brei gibt eine schmerzstillende Auflage bei Rheuma und Gicht sowie bei Verrenkungen.

Zerstoßen Sie **Rautenblätter** zusammen mit Honig, und legen Sie den Brei auf die erkrankten Gelenke auf.

Auch **Klettenwurzeln**, zu einem Brei zerstoßen, helfen bei Gelenkschmerzen. Ebenso **Ansarinenkraut, Melissenkraut** oder **deutsche Goldrute.**

Tinkturen

Tinkturen zum Einnehmen

Sehr wirkungsvoll ist die *Schellkrauttinktur*. Man übergießt dafür eine Handvoll klein geschnittenes blühendes Kraut und Wurzeln mit einem halben Liter Branntwein. Der Ansatz bleibt dann acht Tage lang stehen. Danach wird abgeseiht und über längere Zeit dreimal täglich je zehn Tropfen eingenommen.

Tinkturen zum Einreiben

Ich erinnere mich noch gut, daß mein Großvater immer zwei oder drei **Kastanien** in der Hosentasche trug. »Das ist gegen Rheuma«, sagte er mir. Es schien tatsächlich geholfen zu haben, denn bis zu seinem Lebensende hatte er keinerlei rheumatische Beschwerden. Bewährt hat sich aber auch die **Kastanientinktur.** So können Sie sie herstellen:

Füllen Sie **Kastanienblüten** in eine Flasche, und gießen Sie sie mit 90%igem Spiritus auf. Lassen Sie das Ganze sechs Wochen lang zugedeckt im Dunkeln stehen. Anschließend wird es durch ein Sieb ausgepreßt. Mit dieser Tinktur reiben Sie die schmerzenden Körperstellen ein.

Auch die **Roßkastanie** kann zur Herstellung einer heilenden Einreibung gegen Rheumatismus und Gicht verwendet werden. Sie nehmen dazu eine Handvoll abgefallener Blüten und geben Sie dem dreizehntel Liter Weingeist oder Kornbranntwein zu. Lassen Sie diese Blütentinktur vierzehn Tage lang gut durchziehen, seihen Sie sie dann ab, und verwenden Sie die fertige Lösung mehrmals täglich als Einreibung.

Machen Sie sich ihre eigene *Massagelösung gegen Rheuma*: Nehmen Sie fünf **Wacholderbeeren,** zerstoßen Sie sie und geben Sie 50 ml 60%igen Alkohol dazu. Lassen Sie das Ganze zwei Wochen lang ziehen. Danach durchsieben und in einer verschließbaren Flasche aufbewahren. Die schmerzenden Gelenke werden mehrmals mit dieser Flüssigkeit leicht massiert.

Mischen Sie halb und halb **Salmiakgeist** mit **Speiseöl,** schütteln Sie es in einer verschlossenen Flasche gut und reiben Sie damit die rheumatisch erkrankten Gewebebezirke ein.

Im Heilkräuterteil dieses Buches habe ich schon über die Heilwirkung der **Engelwurz** berichtet. Seit alters her wurde in vielen Gegenden aus Spiritus und Engelwurz aber auch eine Tinktur hergestellt, die mit Erfolg als Einreibemittel gegen rheumatische Schmerzen eingesetzt wurde. Das Rezept:

Füllen Sie eine Flasche zu dreiviertel mit frischen Engelwurz-Blüten, und übergießen Sie dann alles mit 38%igem Alkohol. Lassen Sie die Flasche unter gelegentlichem Schütteln 20 Tage stehen, und seihen Sie die Tinktur dann ab. Zum Einreiben schmerzender Muskeln und Gelenke wird sie dann 1 : 1 mit Wasser verdünnt. Sie werden sehen: Nicht selten lassen sich mit diesem alten Hausrezept Muskeln- und Gelenkschmerzen ganz einfach wegreiben.

Öle

Leinöl, das aus dem Samen des Flachs (Lein) gewonnen wird, ist gemeinhin als Speiseöl bekannt. Daß der heiße Leinsamen in ein Leinensäckchen eingebunden aber auch rheumatische und gichtige Schmerzanfälle lindern kann, wissen nur die wenigsten. Alles, was Sie dazu tun müssen, ist, das Leinensäckchen mit dem heißen Leinsamen auf die schmerzenden Körperstellen zu legen.

Majoran ist nicht nur ein beliebtes Gewürz in der Küche, sondern hilft auch bei Rheuma und Gicht. Verwendet wird dazu das aus der frischen und blühenden Pflanze gewonnene Majoranöl, mit dem die schmerzenden Gelenke eingerieben werden.

Fenchelöl, das aus dem Samen des Fenchels destilliert wird, ist ein bewährter Bestandteil in antirheumatischen Einreibungen. Fenchelöl kann auch als alleiniges Mittel zur Behandlung von Muskel- und Gelenkschmerzen erfolgreich angewendet werden. Sie erhalten es in allen Apotheken.

Wickel

Ich denke nur ungern daran, wie mich meine Großmutter in meinen Kinderjahren einmal bei einer schweren Rippenfellentzündung mit **Senfwickel** behandelt hat. Doch eines muß man dieser Therapie lassen: Sie ist zwar ausgesprochen unangenehm, aber doch höchst wirksam. Ebensogut wie bei Brustfell-, Rippenfell- und Lungenentzündung hilft dieser Senfwickel aber auch bei Gelenkschmerzen, Ischias, Neuralgien, Muskelschmerzen und anderen rheumatischen Symptomen.

So stellen Sie sich den dafür notwendigen Senfteig her:

Verwenden Sie stets frischgemahlenes Senfmehl. Rühren Sie das Senfmehl mit lauwarmem Wasser an, das aber nicht wärmer als 40 °C sein darf, da sonst die heilende Wirkung zerstört würde. Bei sehr empfindlichen Personen sollte man dieses Senfmehl noch mit Roggenmehl vermengen, um eine schwächere

Wirkung zu erreichen. Tragen Sie dann den gut verrührten Senfteig auf einen Leinenlappen auf, der etwa so groß sein soll wie die zu behandelnden Körperpartien. In der Regel reichen fünf Eßlöffel Senfmehl die mit etwa der gleichen Menge Wasser verrührt werden. Fügen Sie Roggenmehl je nach Bedarf zu. Vorsicht! Den Senfteil sollten Sie möglichst nicht auf die nackte Haut auftragen. Legen Sie daher ein gut angefeuchtetes Stück Verbandmull auf die zu behandelnden Körperpartien.

Erst auf diesen Verbandmull kommt der Senfteigumschlag. Der Umschlag bleibt dann so lange liegen, bis ein intensives Brennen spürbar wird. Versuchen Sie den Brennschmerz etwa eine Minute lang auszuhalten, bevor Sie den Umschlag wieder abnehmen.

Erschrecken Sie nicht: Die Haut wird stark gerötet und eventuell auch etwas geschwollen sein. Pudern Sie die behandelten Stellen mit etwas Penatenpuder oder Reismehl (Drogerie) ein, und geben Sie einen trockenen Watteverband darüber. Die Rötung wird schon nach einigen Tagen verschwunden sein. Sparen Sie jedoch immer Gesicht, Geschlechtsteile und besonders empfindliche Hautpartien (Schleimhäute!) bei der Behandlung aus. Erkrankte Gelenke können vollständig mit dem Breiumschlag bedeckt werden. Bei Nervenschmerzen (Ischias oder Armneuralgie) legt man einen etwa handbreiten Streifen auf das Schmerzgebiet des Gesäß- und Oberschenkel- bzw. Schulter- und Oberarmbereiches auf.

Der Senfteig ist ein Hautreizungsmittel allerersten Ranges. Er steigert intensiv die Durchblutung des gesamten Gewebes und löst außerdem eine starke Tiefenwirkung aus. Dadurch wird ermöglicht, daß der Stoffwechsel in den tiefer gelegenen Hautpartien angeregt wird. Eine massive Entgiftung und Entschlackung des Gewebes ist die Folge.

Honigwickel: Schmerzstillend und abschwellend wirkt bei Rheumatismus der Honig. Schmieren Sie dazu weichen streichfähigen Honig wie eine Salbe auf einen Leinenlappen und geben diesen Honiglappen auf die schmerzende Körperstelle bzw. das schmerzende Gelenk. Bedecken Sie diesen Honigwickel anschließend mit einem wollenen Tuch. Der Honigwickel sollte alle 2 Stunden erneuert werden.

Kohlblätter: Südfranzösische Schäfer, also Leute, die sich viel in der Kälte aufhalten müssen, haben ein einfaches Rezept gegen rheumatische Schmerzen parat: Sie umwickeln die kranken Gelenke mit Blättern des Wirsingkohls, die zuvor in heißes Wasser getaucht wurden.

Ameisengift: Dieses einfache Hausmittel besteht darin, daß man ein Tuch in einen Ameisenhaufen legt und dann damit Umschläge macht. Viele Leute haben sich in früheren Zeiten auch direkt an den Ameisenhügel gesetzt.

Salben

Eine gute *Salbe gegen Gliederschmerzen* liefert uns das **Gänseblümchen.** Das Rezept:

Zerstoßen Sie die Blätter vom Gänseblümchen, nehmen Sie zusätzlich noch einmal halb so viele Blätter von der *Käsepappel,* und lassen Sie beides in heißer, frischer ungesalzener Butter gut ausbraten. Anschließend drücken Sie das noch warme Fett durch ein Tuch, am besten direkt in das Töpfchen, das für die Aufbewahrung der Salbe bestimmt ist. Mit dieser selbst hergestellten Salbe reiben Sie dann die schmerzenden Glieder täglich zwei- bis dreimal kräftig ein.

Lavendelsalbe: Diese Salbe verschafft oft Erleichterung bei rheumatischen Gelenkbeschwerden und Rückenleiden. Alle schmerzenden Körperpartien werden damit fest eingerieben und anschließend in warme Wolltücher gewickelt. Die Herstellung ist recht einfach:

Verflüssigen Sie Bienenwachs, beträufeln Sie es mit Lavendelöl, verrühren Sie alles zusammen so lange, bis eine Salbenkonsistenz erreicht ist.

Diverses

Farnkraut: Farnkraut gilt in der Naturheilkunde als ein altbewährtes Rheumamittel. Empfehlenswert sind hier Blätter aus einer Abkochung von frischen Farnkrautstengeln. Zusätzlich kann man hinterher noch die schmerzenden Gelenke und Muskeln mit dem Wurzelextrakt des Farnkrautes einreiben. Nach der Anwendung sollte man Bettruhe einhalten.

Auch Bettunterlagen mit getrockneten Farnblättern, die direkt unter das Laken geschoben werden, sollen nach alter Überlieferung ein wirksames Mittel gegen Rheuma und Hexenschuß darstellen. Empfehlenswert ist es, diese Unterlagen des öfteren zu erneuern.

Jägerrezept: Ein altes Rezept von Förstern und Jägern hilft ebenfalls gegen Gicht und Rheumatismus:

Sammeln Sie sich täglich 30 g frische *Kieferntriebspitzen* und überbrühen Sie diese mit einem Liter heißer Milch. Lassen Sie das Ganze eine Viertelstunde ziehen, seihen Sie es anschließend ab, und trinken Sie die Flüssigkeit im Laufe des Tages schluckweise aus. Damit Sie sich jedoch keinen Ärger mit dem für Ihren Wald zuständigen Förster einhandeln, sollten Sie bei ihm nachfragen, wo Sie diese Kieferntriebspitzen sammeln dürfen. Unser Wald ist schon genug geschädigt, schädigen Sie ihn also nicht noch mehr!

Ein Tip von Schäfern: Jeder Schäfer wird es Ihnen bestätigen können: Schafswolle lindert Rheumabeschwerden.

Benützen Sie daher für Ihre Unterbetten, Bettlaken und Bettdecken nur reine Schafswolle. Sie nimmt die Feuchtigkeit auf, ist luftdurchlässig und neutralisiert sogar Giftstoffe.

Kartoffelkur: Beginnen Sie morgens nüchtern mit einem halben Glas rohem Kartoffelsaft. Diesen Kartoffelsaft können Sie ganz nach Belieben mit etwas warmem Wasser verdünnen.

Wenn Sie tagsüber durstig sind, trinken Sie gekochtes Kartoffelwasser. Machen Sie diese Kur mehrere Wochen lang.

Bügeleisen: Es klingt sicher verrückt, aber auch das Bügeleisen kann bei rheumatischen Beschwerden gute Dienste leisten. Legen Sie auf die schmerzenden Muskelpartien ein mit Johanniskrautöl, Fenchelöl, Wacholderöl oder einem anderen bei Rheuma wirksamen Öl durchtränkten Lappen auf. Über diesen Lappen legen Sie dann ein trockenes Tuch. Nun fahren Sie mit einem warmen – aber nicht zu heißen! – Bügeleisen über das Tuch. Die intensive Wärme des Bügeleisens macht das Öl so dünnflüssig, daß es ohne Schwierigkeiten in die Poren der Haut eindringen kann. Dadurch – und natürlich auch durch die Wärme des Bügeleisens – wird die Wirkung des Öls wesentlich verstärkt. Dieses Hausrezept sollten jedoch nur Patienten anwenden, die das Gefühl haben, daß ihnen Wärme guttut.

Der Nutzen der Karotte (Möhre, Gelbe Rübe): Die Karotte stellt ähnlich wie der Knoblauch eine Art Allheilmittel dar. Auch für Rheumakranke empfiehlt es sich daher, viele rohe Karotten zu essen oder täglich eine Tasse frisch gepreßten Kartottensaft zu trinken. Dann kann das englische Sprichwort »A carot a day keeps the doctors away« (Eine Möhre am Tag hält die Ärzte fern) Wahrheit werden.

Der Lebertran: Lebertran ist für viele mit unangenehmer Erinnerung aus der Kindheit verbunden. Viele von uns mußten als Kind die ölige, nach Fisch schmeckende Flüssigkeit schlucken. Doch ist das im Lebertran enthaltene Vitamin D äußerst wichtig für den Knochenaufbau. Außerdem hilft es, die Nebennieren zur Produktion von natürlichem Cortison anzuregen. So ist Lebertran hilfreich bei manchen Erscheinungen des rheumatischen Formenkreises, vor allem bei Arthrosen und Osteoporosen von jungen Menschen. Den unangenehmen Geschmack kann man mildern, indem man den Lebertran mit frisch gepreßtem Orangensaft mischt. Im Handel erhältliche Lebertrankapseln haben dagegen nur eine eingeschränkte Wirksamkeit.

Moosauflagen: Als Auflage wurde in der Volksheilkunde neben den Quark- und Heublumenauflagen auch Moos verwendet. Es wird in Säckchen eingenäht und dann erwärmt auf die schmerzenden Stellen gelegt.

Schwedenkräuter: Ein altes skandinavisches Haumittel ist inzwischen so berühmt geworden, daß es in den meisten Apotheken zubereitet und verkauft wird: Die Schwedenkräuter. Zuweilen werden auch die elf Kräuter, die hierbei Verwendung finden, einzeln verkauft, so daß man sich den Schwedenbitter selbst zusammenbrauen kann. Die Schwedenkräuter werden als Allheilmittel empfohlen und bei rheumatischen Krankheiten sowohl äußerlich wie innerlich angewendet.

Einreibung mit Schmierseife: Diesem alten ostpolnischen Vorschlag zufolge wird bei akuten Rheumaerkrankungen der ganze Körper mit Schmierseife eingerieben. Nach 10 Minuten wird die Seife in einem heißen Vollbad aufgelöst. Deutsche Kriegsgefangene haben vielfach von der heilsamen Wirkung dieser Methode berichtet.

Schläge mit Brennesseln: Dieses alte Heilmittel habe ich schon im Abschnitt über die Brennessel angeführt. Die Reizung durch die Brennhaare der Brennessel haben eine wichtige durchblutungsfördernde und entgiftende Wirkung auf den gesamten Organismus.

Essig-Waschungen: Schon meine Großeltern empfahlen bei Gelenkschmerzen die tägliche Waschung der Gelenke mit *Essigwasser.* Probieren Sie es einmal aus!

Sellerie-Drink: Sellerie ist durchaus nicht nur ein Gemüse für Männer. Der frisch gepreßte Saft ist außerdem auch ein hervorragendes Heilmittel bei allen Arten von Rheumatismus, Gicht und auch bei Neigung zur Fettsucht. Man kann diesen Preßsaft allein oder in einer Mischung mit anderen Preßsäften einnehmen. Möglichst dreimal täglich und mindestens eine Stunde vor dem

Essen. Sparen Sie aber beim Pressen an den Blättern, denn zuviel Blätter machen den Saft bitter.

Es gibt noch eine ganze Reihe von Hausmitteln, die in früheren Zeiten im Gebrauch gewesen sind und die oft nur in einzelnen Landstrichen oder einzelnen Familien bekannt waren und ihre Wirkung getan haben. Lange wurden die Menschen verlacht, die auf ihr Hausmittelchen mehr gegeben haben als auf die teuren Pillen und Salben aus der Apotheke. Heute wissen wieder viele Menschen, daß wir von dem Wissen unserer Vorfahren in dieser Beziehung viel profitieren können.

Schlußbetrachtungen

»Rheuma ist Schicksal«, »An Rheuma stirbt man nicht«. So oder ähnlich lauten die tröstend gemeinten Worte vieler ratloser Ärzte gegenüber ihren an Rheuma leidenden Patienten. Dabei sind es nicht die schlechtesten Ärzte, die so sprechen, denn wenigstens sind sie nicht bereit, ständig neue giftige Medikamente zu verschreiben und den marktschreierischen Reklamen der Arzneimittelhersteller blind zu vertrauen.

Dennoch muß man sein Rheuma nicht als Schicksal hinnehmen. Niemand muß verzweifeln, selbst wenn ihn stärkste Schmerzen plagen und ihm das Leben zeitweise zur Hölle machen. Die Naturheilkunde stellt eine große Anzahl von Therapiemöglichkeiten bereit, ob sie nun in der Praxis des Naturheilkundlers oder zu Hause durchgeführt werden. Diese Anwendungen befreien nicht kurzfristig von Schmerzen, die dann später wiederkehren, sondern vermögen in vielen Fällen das Rheuma zu heilen oder zum Stillstand zu bringen.

Freilich braucht man dazu Geld. Wenn auch manche naturheilkundlichen Anwendungen wunderbar schnell helfen, so kann dies nicht die Regel sein. Oft braucht es wochen- und monatelanger Anwendung, bis die Schmerzen, die ja das Ergebnis jahre- und jahrzehntelanger falscher Lebensweise waren, endgültig verschwunden sind.

Doch berechtigen die zahlreichen Erfolge der Naturheilkunde auch bei sogenannten »hoffnungslosen« Fällen zur Hoffnung. Und die Hoffnung sollten Sie nicht verlieren, denn sie ist ja selbst ein wichtiges Heilmittel.

Alle in diesem Buch genannten Anwendungen und Heilmittel sind unschädlich, wenn Sie vorschriftsmäßig angewandt werden. Sie sollten nicht auf eigene Faust verändert werden, vor allem sollte die Dosis der homöopathischen Mittel oder der Tees nicht verändert werden. Auch ein Übermaß kann Schaden anrichten. So sollte man auch nicht alle möglichen Tees gleichzeitig trinken, sondern abwechelnd, wie man auch nicht verschiedene Salben zugleich auf das schmerzende Gelenk reiben darf.

Die Natur gewährt jedem die Chance zur Heilung, aber wir sollten auf sie hören. Wir sollten sie nicht aufkaufen, nicht ausbeuten, sondern auf sie hören und ihr gemäß zu leben suchen.

Wenn wir das verstanden haben, brauchen wir nicht an der Krankheit zu verzweifeln. Es findet sich für jeden ein Weg, der gemeinsam mit dem naturheilkundlich arbeitenden Therapeuten gefunden werden kann. Mit ihm zusammen wird dann eine Therapiemöglichkeit erarbeitet, doch muß auch jeder bereit sein, sich mit seinem Leiden auseinanderzusetzen und an dessen Beseitigung mitzuwirken. Dazu soll dieses Buch Ihnen ein paar Anregungen vermitteln.

Register